Les maladies et la mort de Gustave Flaubert

Rouen 1821 – 1880

Médecine à travers les siècles

Collection dirigée par le Docteur Xavier Riaud

L'objectif de cette collection est de constituer « une histoire grand public » de la médecine ainsi que de ses acteurs plus ou moins connus, de l'Antiquité à nos jours.
Si elle se veut un hommage à ceux qui ont contribué au progrès de l'humanité, elle ne néglige pas pour autant les zones d'ombre ou les dérives de la science médicale.
C'est en ce sens que – conformément à ce que devrait être l'enseignement de l'histoire –, elle ambitionne une « vision globale » et non partielle ou partiale comme cela est trop souvent le cas.

Dernières parutions

Pierre AUBRY et Bernard-Alex GAÜZERE, *La France et ses médecins en Extrême-Orient du XVIe au milieu du XXe siècle*, 2022.
Michel E. BERTRAND, *La cardiologie interventionnelle. Histoire et évolution*, 2022.
Pierre AUBRY et Bernard-Alex GAÜZERE, *La France et ses médecins dans les océans Indien et Pacifique du XVIe au XIXe siècle*, 2022.
Xavier RIAUD, *Aux origines de l'odontologie médico-légale. Des « Sherlock Holmes » français…*, 2022.
Dominique LE NEN et Frédéric DUBRANA (dir.), *La médecine… art ou science ?*, 2022.
Pierre AUBRY et Bernard-Alex GAÜZERE, *La France et ses médecins aux Amériques du XVIe au XIXe siècle*, 2021.
Frédéric DUBRANA, *La naissance de la médecine opératoire en Occident. De Hammourabi au concile de Latran*, 2021.
Patrice PINET, *Les philosophes, la maladie et la médecine de Hegel à Michel Foucault*, 2021.
Patrice PINET, *Les philosophes, la maladie et la médecine d'Epicure à David Hume*, 2021.
Jacques VASSAULT, *Contribution à l'histoire de l'asile d'aliénés d'Évreux. Tome III : Les comportements*, 2021.

Philippe Hecketsweiler

Les maladies et la mort de Gustave Flaubert

Rouen 1821 – 1880

L'Harmattan

Du même auteur

Histoire de la médecine, des malades, des médecins, des soins et de l'éthique biomédicale, Ellipses, 2010.

5-7, rue de l'Ecole-Polytechnique, 75005 Paris
http://www.editions-harmattan.fr
ISBN : 978-2-343-25734-1
EAN : 9782343257341

Sommaire

Introduction

Se pencher sur les maladies et la mort de Gustave Flaubert, c'est se projeter au milieu du XIXe siècle en un temps où la médecine progressait entre deux révolutions scientifiques : la naissance de la clinique au début du siècle et la découverte des microbes à la fin du siècle. C'est aussi se projeter en un temps où un environnement profondément insalubre sélectionnait les vivants, où la mort parcourait les générations, où la maladie faisait partie de la vie et où le secret était de mise pour la paix des familles.

Penser aux maladies de Gustave Flaubert, c'est aussi se souvenir de controverses aujourd'hui dépassées sur l'hystérie, sur Charcot et Freud, sur Jean-Paul Sartre et *l'idiot de la famille* ; c'est mesurer la charge mentale des maladies chroniques et récurrentes ; c'est imaginer leurs conséquences sociales ; c'est revenir à l'éternelle interrogation sur le lien entre la santé de l'artiste et sa création ; c'est souligner aussi l'intérêt de l'histoire de la médecine dont l'enseignement a déserté nos facultés.

Alors que l'on célèbre actuellement le bicentenaire de Gustave Flaubert, ce petit livre nous rappelle sa naissance et sa jeunesse à l'Hôtel-Dieu de Rouen dont son père était le chirurgien-chef. En 1844, Gustave Flaubert est plein de force et d'énergie quand, à 22 ans, il a une première crise d'épilepsie qui, dit-on, « a brisé sa vie[1]. » Par la suite, il eut des milliers de crises, souvent minimes, simples hallucinations visuelles mais parfois de « Grand mal » avec des convulsions spectaculaires. Personne n'en parlait. Il craignait toujours une nouvelle crise. Ce n'est qu'après sa mort que l'on apprit sa maladie nerveuse.

En 1850, Gustave Flaubert, après le temps des filles de maison à Rouen et à Paris, après celui de Louise Colet une poétesse amoureuse, après une rencontre inoubliable en Égypte avec

[1] Maxime Du Camp, *Souvenirs littéraires*, Paris, Hachette, t. I, p. 182.

Kutchuk Hanem, après des « matinées » aux multiples partenaires à Beyrouth, il « gobe », nous dit-il, sept chancres vénériens ! Le voici parti pour des années de traitement au mercure et la perpétuelle angoisse d'une reprise de la maladie.
En 1880, il a vieilli, perdu toutes ses dents ou presque et meurt au cours d'une crise d'épilepsie. Le médecin qui constatera le décès, tout comme sa nièce, parleront d'une apoplexie, d'une hémorragie cérébrale.
Ces deux maladies – épilepsie et syphilis – alors inguérissables, réputées héréditaires et secrètes ont pesé sur sa vie et sur son œuvre.

* *
*

Gustave Flaubert est né à Rouen, le 12 décembre 1821. Son père Achille Cléophas Flaubert, chirurgien en chef de l'Hôtel-Dieu, y bénéficiait d'un logement de fonction. Gustave y est né et y a vécu « un quart de siècle » avec ses parents, son frère et sa sœur. Il abrite aujourd'hui le *Musée Flaubert et d'Histoire de la médecine*.
Gustave est un colosse, beau comme un dieu, sportif, volontiers farceur. Il est instruit au Collège royal de Rouen. Tout jeune, il lit et écrit beaucoup. Il commence bientôt des études de Droit à Paris. Il fume la pipe, fréquente les filles et cultive un cercle d'amis à Rouen et à Paris. La première crise nerveuse a lieu au début de l'année 1844, alors qu'il conduit un cabriolet dans la nuit. Il revient de Deauville avec son frère aîné Achille, jeune chirurgien. Gustave a un malaise. Il tombe au fond du cabriolet. Achille lui fait une saignée et le croit mort pendant 10 minutes. Gustave retourne brièvement à Paris et, de retour à Rouen, il présente de nouvelles crises. Son père et son frère lui appliquent le traitement classique de l'épilepsie. C'est une « maladie secrète » dont on ne parle pas. Il abandonne ses études de droit. Il ne veut être ni magistrat, ni notaire, ni avocat. Il veut être écrivain !
Quelques mois plus tard, la famille Flaubert acquiert une résidence en bord de Seine, dans le village de Croisset, tout

proche de Rouen, où, après la mort de son père, il vivra de longues années avec sa mère, sa nièce orpheline et Julie la fidèle servante. La fréquence des crises diminue.
De 25 à 35 ans, Flaubert a une liaison discontinue et tumultueuse avec la poétesse Louise Colet. C'est aussi le temps d'un grand voyage en Orient avec Maxime du Camp, un jeune écrivain. Il y contracte la syphilis.
À partir de 35 ans, après avoir publié *Madame Bovary* qui l'a projeté au premier plan de la scène littéraire, il mène une vie de semi-réclusion, travaille sans relâche, noue de solides amitiés avec de nombreux écrivains et développe une intense activité épistolaire. Les crises nerveuses semblent rares.
Flaubert meurt brutalement le 8 mai 1880 à Croisset, au cours d'un malaise, à l'âge de 59 ans ; on parle d'hémorragie cérébrale. L'année suivante, on apprend par un article de son ami Maxime Du Camp dans la *Revue des deux mondes* que Flaubert avait une épilepsie. Guy de Maupassant, si proche de Flaubert, le confirme avec tristesse et colère, dans *Le Gaulois* du 25 octobre 1881 : « Gustave Flaubert, on le sait donc aujourd'hui, était atteint d'un horrible mal, l'épilepsie, dont il est mort. »

Cette longue proximité de Flaubert avec la maladie renforça son « imprégnation médicale » qui remontait à l'enfance : « Je suis né à l'hôpital de Rouen – dont mon père était le chirurgien en chef ; il a laissé un nom illustre dans son art et j'ai grandi au milieu de toutes les misères humaines – dont un mur me séparait. Tout enfant, j'ai joué dans un amphithéâtre. Voilà pourquoi, peut-être, j'ai les allures à la fois funèbres et cyniques[1]. » « J'y ai vécu un quart de siècle[2]. » La maison de fonction du chirurgien en chef, où est actuellement implanté le *Musée Flaubert et d'Histoire de la médecine* était située à l'extrémité d'une aile de l'Hôtel-Dieu ; elle donnait sur une avenue qui menait vers le centre-ville. Un large portail ouvrait sur une cour

[1] Flaubert, *Correspondance*, La Pléiade, t. II, p. 696, (Lettre de Flaubert à M-S. Leroyer de Chantepie, Paris, 30 mars 1857).
[2] Flaubert, *Correspondance,* La Pléiade, t. III, p. 141, (Lettre à Jules Michelet, Croisset, 26 janvier 1861).

avec une écurie à droite, la maison à gauche et une fontaine.[1] Au rez-de-chaussée de la maison, il y avait la salle de consultation du chirurgien. Au premier étage, les appartements privés, séparés par une simple porte d'une salle de malades, la salle Saint Charles, avec, à l'autre extrémité, la salle d'opération. Jour et nuit, le père Flaubert pouvait ainsi retrouver facilement ses malades. Toujours au premier étage, au-dessus de la salle de consultation, la chambre des parents où est né Flaubert. Le deuxième étage était l'étage des enfants. Côté cour, la vue donnait sur l'entrée de l'hôpital et ses beaux bâtiments classiques. De l'autre côté, le jardin de la maison où, grimpant sur une treille, les jeunes enfants, Gustave et Caroline, pouvaient apercevoir leur père dans le petit amphithéâtre de l'École de médecine enseigner l'anatomie sur des cadavres. Achille, le frère aîné de Gustave, avait suivi la même voie que son père et lui succèdera à sa mort. On imagine les conversations dans cette famille de médecins, « au milieu de toutes les misères humaines. »

Toute sa vie, Gustave Flaubert eut de nombreuses relations dans le milieu médical : Félix-Archimède Pouchet, l'un des plus grands naturalistes de son temps qui fut son professeur au Collège royal ; des amis de jeunesse comme Louis Bouilhet qui avait été interne de son père ; le Dr Fortin, un médecin de son village de Croisset avec lequel il s'était lié, au point de déclamer ensemble Corneille la veille même de sa mort ! Évoquons aussi le professeur Jules Cloquet, un jeune ami de son père, qui après le succès de Gustave au baccalauréat, l'emmena en Voyage aux Pyrénées et en Corse et qui fut un appui après la mort de son père, même pour des sujets intimes : c'est à lui par exemple qu'il alla, un peu inquiet, montrer son génitoire en 1867 et qui lui conseilla de « faire marcher le goupillon ». Durant ses voyages, Flaubert a été souvent reçu par des médecins – son père était « illustre ». Par exemple, dans ses notes sur le *Voyage en Orient*, il fait état de rencontres avec sept médecins entre Beyrouth et

[1] Arlette Dubois, *Élevé dans les coulisses d'Esculape, La jeunesse de Gustave Flaubert à l'Hôtel-Dieu de Rouen*, Rouen, Musée Flaubert et d'histoire de la médecine du CHU-hôpitaux de Rouen.

Athènes. Ces fréquentations médicales lui permirent sans doute de percevoir la diversité et l'éclat de la médecine française de ce temps.

Mais c'est sans doute la lecture qui a le plus contribué à la formation médicale de Gustave Flaubert. Le père du réalisme littéraire cherchait la plus grande exactitude dans ses récits : pour *Madame Bovary* et la mort d'Emma, il lit le grand toxicologue Orfila ; pour l'épisode du pied bot, il lit l'ouvrage de Vincent Duval ; pour *l'Éducation sentimentale* et le croup du jeune Arnoux, il multiplie ses lectures sur la diphtérie complétées par une semaine d'observation à l'hôpital Ste Eugénie. Lectures innombrables aussi pour écrire cette encyclopédie singulière qu'est *Bouvard et Pécuchet.* Quand il commence sa documentation de *Bouvard* par le thème de la médecine, il consacre la plus grande part de ses notes au *Dictionnaire des Sciences médicales* en soixante volumes, édité par Panckoucke, dont la publication avait commencé 50 ans auparavant, dont son père avait été souscripteur et qui figurait dans la bibliothèque familiale !

C'est naturellement à la physiologie qu'il accorde le plus d'intérêt. Il n'a peut-être pas oublié le combat de son père pour maintenir l'enseignement de la physiologie dans la mouvance de l'anatomie. Mais le champ de la physiologie dépasse alors le champ de la médecine avec la *Physiologie sociale* de Saint Simon, la *Physiologie du goût* de Brillat-Savarin ou la *Physiologie du mariage* de Balzac ou même, plus tard, le « *roman expérimental* » de Zola. Naturellement, il a lu l'ouvrage du grand physiologiste Claude Bernard : *Introduction à l'étude de la médecine expérimentale* de 1865. Sa nièce assiste d'ailleurs aux cours du maître ; lui-même suivra le cortège funéraire vers le Père-Lachaise lors des obsèques nationales de 1878 estimant que « la disparition d'un homme comme Claude Bernard est plus grave que celle d'un vieux seigneur comme Pie IX[1] ». Mesure-t-il la grande rupture entre la « médecine d'hôpital » du début du

[1] Flaubert, *Correspondance*, La Pléiade, t. V, p. 364, (Lettre de Flaubert à Edma Roger des Genettes, Paris, 1er mars 1878).

siècle, celle qu'il a vécue en famille à l'Hôtel-Dieu de Rouen et la « médecine de laboratoire » incarnée par Claude Bernard puis Pasteur ! Soulignons qu'il n'évoque jamais Louis Pasteur qui eut pourtant, de 1860 à la mort de Flaubert, une grande visibilité médiatique et qui avait avec son collègue Claude Bernard de très bonnes relations à l'Académie des sciences. Il n'accompagna pas ses deux amies George Sand et la princesse Mathilde à une prestigieuse conférence de Pasteur le 7 avril 1864 à la Sorbonne[1]. Cette attitude traduit-elle une sorte de rancune de Flaubert vis-à-vis de Pasteur, après la si violente querelle sur la génération spontanée qui avait opposé son ancien professeur de Rouen, Félix-Archimède Pouchet à Pasteur ? Est-ce un témoignage d'amitié pour Georges Pouchet, également biologiste, le fils de son maître ? Un faible intérêt pour la modernité, pour le futur, pour la science ? Quand Gustave Flaubert va à Concarneau avec Georges Pouchet, il observe, certes, la dissection des mollusques mais se réfugie rapidement dans l'écriture !

L'imprégnation médicale de Flaubert a joué un rôle notable sur son œuvre. Rappelons que la première des qualités que l'on enseignait alors à un futur médecin, c'était la vertu d'observation : l'observation du corps avec l'anatomie, dont le poids dans la formation théorique et pratique des étudiants était alors considérable ; l'observation au microscope ; l'observation des symptômes et des signes de la maladie, leur interprétation : la séméiologie ; l'observation de l'environnement, du milieu… etc. On apprenait à solliciter les cinq sens : la vue, l'ouïe, le toucher, l'odorat, le goût. On retrouvait ainsi Hippocrate et les fondements de la médecine occidentale longtemps oubliés. La connivence de Flaubert avec la médecine a peut-être contribué à limiter son penchant naturel au lyrisme ; tout comme ses amis qui, après la lecture de son *Saint Antoine,* lui avaient conseillé de choisir un sujet plus concret, la médecine ne fut-elle pas, pour lui, une école de réalisme ? Flaubert sait que le bon médecin doit être un bon observateur, avoir ce coup d'œil, ce regard qu'il prête à ses personnages : du Dr Mathurin (« une sonde qui entre dans

[1] Pierre Darmon, *L'homme et les microbes*, Paris : Fayard, 1999, p. 129.

l'âme »), au Dr Larivière (« plus tranchant que ses bistouris descendant droit dans l'âme »).
Laennec, dans l'éloge funèbre de son ami Bayle, soulignait : « son coup d'œil scrutateur et pénétrant[1] ». Flaubert évoque ce coup d'œil médical dans une lettre à Louise Colet : « Lamartine n'a pas, ce coup d'œil médical de la vie, cette vue du vrai enfin, qui est le seul moyen d'arriver à de grands effets d'émotion[2]. » Ce souci de l'observation juste et du mot précis fait-il partie du « style médical » ? Non ! semble nous dire Flaubert : « En fait de lectures, je me suis livré, dernièrement, à l'étude du croup. Il n'y a pas de style plus long et plus vide que celui des médecins ! Quels bavards ! Et ils méprisent les avocats[3] ! »
L'expérience personnelle de la maladie a sans doute joué un grand rôle dans la vie et l'œuvre de Gustave Flaubert. Il eut, certes, bien des maladies banales mais gênantes, comme des furoncles, des problèmes dentaires ou des douleurs d'estomac… Mais ce sont ses deux maladies chroniques – épilepsie et syphilis – considérées alors comme incurables, honteuses ou héréditaires et généralement tenues secrètes qui ont pesé sur sa vie. Qui sait si les règles alors en usage – « pas de mariage pour un épileptique » par exemple – n'ont pas contribué à la structuration de sa personnalité et de sa vie, à l'origine d'un certain isolement affectif, ou du regard pyrrhonien qu'il portait sur le monde ?

Au XIXe siècle, la médecine a inspiré nombre d'écrivains : de Balzac à Zola, des Goncourt à Maupassant, etc. Seul Flaubert en fut aussi imprégné dans sa vie, dans ses œuvres et dans son style.

---

[1] Stanis Perez, *Histoire des médecins*, Paris, Perrin : 2018, p. 310.

[2] Flaubert, *Correspondance*, La Pléiade, t II, p. 75, (Lettre de Flaubert à Louise Colet, Croisset, 24 avril 1852).

[3] Flaubert, *Correspondance*, La Pléiade, t III, p. 708, (Flaubert à Jules Duplan, Croisset, 15 décembre 1867). Flaubert n'avait sans doute pas encore lu *Clinique médicale de l'Hôtel-Dieu de Paris* de Trousseau dont la publication avait débuté en 1861. Armand Trousseau fut le fondateur de la laryngologie. Le chapitre sur le croup occupe plus de 150 pages fort bien rédigées : Trousseau avant d'être médecin avait été professeur de rhétorique !

Les maladies et la médecine à l'époque de Gustave Flaubert

Un siècle de progrès

Au cours du XIXe siècle, la société occidentale a subi des transformations radicales. Plus rien ne fut comme avant ! Toutes les activités humaines furent bouleversées : les Beaux-arts, la Littérature ou le Droit ; mais aussi la vie quotidienne : du temps de Flaubert, à l'Hôtel-Dieu de Rouen, on s'éclairait à la bougie ou avec ces lampes à huile du pharmacien Quinquet. Pensons aux transports, aux nouveaux bateaux sur la Seine, en face de Croisset, où la vapeur remplace le halage et le vent… Pensons au voyage inaugural du chemin de fer en 1843 de la gare Saint-Lazare à Paris à la gare Saint Sever à Rouen. La science transformait le monde. Jean-Baptiste Dumas, savant chimiste qui a été le maître de Pasteur, décrivait ainsi, quelques années après la guerre de 1870, cette évolution technoscientifique, ses bons et ses mauvais côtés et la naissance d'une foi ambivalente dans la science : « Il y a un demi-siècle, la science […] ne disait encore rien au commun des hommes ; […] On en regardait les démonstrations et les découvertes d'un œil distrait, en passant et l'on disait : "Que m'importe cela ?" Bientôt, cependant, la vapeur couvrait les mers de rapides vaisseaux, les chemins de fer sillonnaient le continent ; la pensée circulait d'un continent à l'autre, portée par le souffle muet du télégraphe électrique ; la betterave de nos climats glacés bravait la canne à sucre des régions équatoriales ; le gaz éclairait nos rues ; des sels fossiles fécondaient les terres les plus arides et les couleurs tirées de la houille déposaient sur les tissus légers des teintes qui rivalisent avec les plus fraîches nuances des fleurs.[…]
En même temps, le fer, l'acier, produits en abondance et perfectionnés ; la poudre et les matières incendiaires ou fulminantes, rendues maniables ; les armes de guerre converties en instrument de précision d'une portée inconnue et d'une

puissance monstrueuse devenaient des engins de dévastation, des instruments de mort et de domination. Devant les maisons en ruines, les moissons incendiées, les tombes sanglantes ; devant ces longues caravanes de compatriotes en pleurs, condamnés à l'exil, comment méconnaître encore que la science est devenue une force redoutable, et comment répéter de nouveau, quand on a mission de gouverner les peuples comme politique ou de les défendre comme soldat : "Que m'importent ces découvertes[1] ?" »

En deux générations à peine, tout avait été bouleversé. Cela avait été la même chose en médecine. L'anatomie pathologique avait transformé la compréhension des maladies ; la clinique avait permis de les identifier durant la vie du malade ; l'hygiène publique avait transformé les villes et les comportements ; on était passé d'une médecine d'observation à une médecine d'expérimentation, d'une médecine d'hôpital à une médecine de laboratoire ; on était passé des apothicaires aux pharmaciens et des antiques spéculations sur les miasmes au temps des microbes.

La connaissance précise de l'anatomie humaine remonte à la Renaissance. On considère parfois que la médecine en fut changée. En réalité, mieux connaître les plis et replis d'un homme normal, d'un pendu par exemple, n'avait que peu d'intérêt si ce n'était d'explorer un domaine inconnu et de mieux spéculer sur le fonctionnement du corps. Par contre, « *faire l'anatomie* » d'un blessé ou d'un malade pouvait être du plus grand intérêt : c'était de l'anatomie pratique. Cette vieille démarche de la médecine légale cherchant à élucider les causes d'un décès fut étendue à la fin du XVIIIe siècle et les études anatomiques se répandirent dans les hôpitaux[2]. On repérait sur le cadavre diverses anomalies anatomiques – des « *lésions* », disait-on – et on se demandait si elles avaient pu causer la mort ou avoir été à l'origine des symptômes du malade ou même de signes

---

[1] Jean-Baptiste Dumas cité *in* Gaston Laurent, *Les grands écrivains scientifiques*, Paris : Armand Colin, 1905, p. 241

[2] Philippe Hecketsweiler, *La trajectoire de la médecine légale*, Gestion hospitalière, n° 406, nov. 2006, p. 657-664.

perceptibles à l'examen du médecin. C'est la *naissance de la clinique*[1].

La clinique est comme un jeu. Il s'agit de deviner la lésion anatomique d'un malade, en croisant son histoire, ses symptômes, en le palpant, en écoutant les bruits produits par son corps, etc. Il faut aussi imaginer de nouveaux signes d'examen : par exemple, une diminution unilatérale de la sonorité du thorax traduisant une pleurésie ou l'irradiation d'une douleur thoracique dans le bras gauche évoquant une origine cardiaque. L'apprentissage pratique de la clinique au lit du malade et l'apprentissage pratique de l'anatomie à l'amphithéâtre ou à la morgue, constituaient, au lendemain de la Révolution française, l'essentiel de la formation médicale moderne : « peu lire, beaucoup voir et beaucoup faire[2] ».

Un autre volet de la nouvelle médecine apparaît à la fin du XVIIIe siècle avec les nouveaux « *hygiénistes* ». Depuis l'antiquité, l'hygiène était perçue sous deux aspects bien distingués par Kant : « Ce qui est bon à la santé de chacun s'appelle salutaire ; ce qui profite à tous, salubre. » L'hygiène privée, théorisée à l'époque d'Auguste par Galien en six thèmes : « *circumfusa, applicata, ingesta, excreta, gesta* et *percepta*[3] », était encore, sous le Directoire, enseignée sous la forme de 76 règles comme « proportionner les habitudes à la disponibilité des choses [...] pour éviter les inconvénients des privations. » L'hygiène publique visait, depuis l'antiquité, la salubrité des villes avec ce que l'on appellera plus tard la « *police médicale* ». Quelques médecins, en France et en Europe, amorcèrent une approche scientifique de ce domaine comme Ramazzini, créateur de la médecine du travail au début du XVIIIe *siècle (De morbis artifi cum diatriba),* comme Fodéré (*De l'hygiène publique, et de la police médicale, an VII*), Parent Duchatelet (*De la prostitution*

[1] Michel Foucault, *Naissance de la clinique* (1963), Paris : PUF, 1983.

[2] C'était l'adage d'Antoine Fourcroy, chimiste, conventionnel et refondateur de l'enseignement médical sous le Directoire.

[3] Choses environnantes ; choses appliquées à la surface du corps ; choses ingérées ; choses excrétées ; mouvements volontaires ; impressions perçues par les sens.

dans la ville de Paris, 1836) ou Villermé (*Tableau de l'état physique et moral des ouvriers employés dans les manufactures de coton de laine et de soie, 1840*). L'hygiène, dépassant le cas de l'individu, devint collective et environnementale.

L'observation, c'est bien ; mais l'expérimentation c'est mieux ! On ne se contente plus « d'*écouter la nature ; on l'interroge.* » Tout comme Galilée en physique ou Lavoisier en chimie, l'expérimentation en laboratoire devint une nouvelle source de connaissances médicales. Même la simple observation avait beaucoup avancé vers 1820 avec la mise au point de microscopes achromatiques ; ils avaient permis de découvrir la cellule puis de comprendre les mystères de la reproduction. Mais l'avancée la plus belle fut celle de la physiologie expérimentale moderne initiée par Magendie et amplifiée par Claude Bernard. Avec cette nouvelle approche de la médecine au milieu du XIXe siècle, le progrès médical passera de l'hôpital au laboratoire avec ses appareils compliqués, ses animaux d'expériences, ses fioles et ses bocaux. C'est l'invention de la biologie.

Le début du XIXe siècle fut aussi une grande période dans l'histoire des médicaments.
Une loi de 1803 réorganisa sous le contrôle de l'État, les études et la pratique de la pharmacie et décida la publication d'un ouvrage officiel, le *Codex*, décrivant toutes les substances médicamenteuses. Alors que depuis l'Antiquité, on avait recours à des médicaments composés, comme la fameuse thériaque de Galien contenant 70 substances, on estime alors que pour classer et évaluer les médicaments, il faut revenir à des remèdes simples, à des produits uniques.
Avec Lavoisier et une génération de jeunes chimistes comme Fourcroy ou Gay-Lussac, on assiste à la naissance de la chimie moderne fondée sur une conception nouvelle de la réaction chimique. Dès la fin du XVIIIe, la chimie prend aussi une dimension industrielle avec la production de chlore, d'acide sulfurique, en particulier à Rouen, d'eau de Javel. Avec la distillation de la houille, on assiste à la naissance de la chimie organique. On découvre de nouveaux éléments comme l'iode

dans les soudes de varech (Courtois, 1811) ou le brome (Balard, 1826).
Enfin on parvient à extraire le principe actif de nombreuses plantes, utilisées de longue date : par exemple la morphine est extraite du pavot (1817), la strychnine de la noix vomique (1818), la quinine du quinquina (1820), l'atropine de la belladone (1831), etc. En quelques années, on disposa ainsi d'une trentaine d'« *alcaloïdes* » dont il fallait évaluer l'intérêt éventuel, préciser les doses et les risques ! Le plus célèbre de ces alcaloïdes fut la quinine, extrait de l'écorce d'un arbuste d'Amérique du Sud, le quinquina. Depuis le XVIIe siècle, la « *poudre des jésuites* » faisait des miracles pour le traitement des fièvres intermittentes, comme la malaria… La quinine devint l'archétype du médicament polyvalent : il était bon pour tout, même localement comme « *hair tonic* » ! Son efficacité dans les fièvres périodiques (le futur paludisme) fut démontrée par le médecin militaire François Clément Maillot, vers 1835 en Algérie où, disait-on, « les seules colonies florissantes, ce sont les cimetières ! ». Il mit au point le traitement curatif du paludisme ainsi que sa chimio prophylaxie. Après 1850, la quinine a permis la colonisation européenne de l'Afrique, qui ne fut plus alors « la tombe de l'homme blanc ».

La « *pastorisation* » de la médecine, selon cette belle référence à Louis Pasteur de Claire Salomon Bayet[1], souligne que la découverte des microbes ne fut pas seulement une découverte parmi tant d'autres. Ce fut la plus grande rupture dans l'histoire de la médecine et dans l'histoire humaine. Toutes les branches de la connaissance en furent transformées. On trouvait enfin la clé d'interprétation de phénomènes éternels : l'infection, la contagion, l'épidémie, les miasmes, les fièvres, les fermentations… Cette période fut assez brève, s'étendant de 1860, au moment de la confrontation scientifique sur la génération spontanée entre Pasteur et Pouchet, à la première vaccination nouvelle, celle contre le choléra des poules en 1880. Flaubert frôla cette « *pastorisation* » du monde, c'est-à-dire l'intégration de

---

[1] Claire Salomon-Bayet, [dir.], Pasteur et la révolution pastorienne, Paris : Payot, 1986, (*cf.* p. 17-23, « La pastorisation de la médecine »).

l'infiniment petit au cœur opérationnel de la médecine, sans que l'on mesurât, à l'époque, l'immensité de ses conséquences.

Gustave Flaubert fut le contemporain de ces six mutations de la médecine survenues au milieu du XIXe siècle : l'anatomie pathologique, la clinique, l'hygiène publique, la médecine expérimentale, la pharmacologie et la microbiologie. Mais comment aurait-il pu percevoir, sans un recul suffisant, la profonde rupture qui se mettait en place, alors que c'étaient toujours les mêmes maladies qui poursuivaient leurs ravages ; que c'étaient toujours les mêmes traitements. Armand Trousseau, l'un des plus célèbres médecins du temps, en faisait l'amer constat à la fin de sa vie : « La science médicale a fait des progrès, l'art de guérir est resté presque stationnaire[1] ».

Les maladies au XIXe siècle

Au cours des temps les maladies qui frappent les hommes n'ont cessé d'évoluer : la variole a disparu et la Covid est apparue ! Charles Nicolle, l'illustre médecin Rouennais, Prix Nobel de Médecine en 1928, avait écrit dès 1930 pour ses cours au Collège de France un texte prophétique : « *Naissance, vie et mort des maladies infectieuses* » suivi du « *Destin des maladies infectieuses* »[2]. C'était en un temps où, avec le développement de l'hygiène et des vaccinations, certaines maladies infectieuses déclinaient ; l'espace ainsi libéré était progressivement comblé par un ensemble de « maladies chroniques ». Bientôt avec Abdel Omran, on parlera de « Transition épidémiologique et sanitaire » envisageant l'évolution des maladies humaines en trois âges : « l'âge de la pestilence et de la famine » globalement jusqu'à la fin du XVIIIe siècle en Europe ; « l'âge du recul des pandémies » au XIXe siècle ; puis « l'âge des maladies de dégénérescence et des maladies de société ».

---

[1] Armand Trousseau, *Clinique médicale de l'Hôtel-Dieu de Paris*, Paris : J.-B. Baillière, 3e édition, 1868, 3 volumes, vol. III, p. 819-828, (*cf.* p. 828).

[2] Charles Nicolle, *Destin des maladies infectieuses*, Cours au Collège de France, 1933, réédité en 1993, par l'Association des anciens élèves de l'institut Pasteur, Paris : Editions France Lafayette.

En 1956, un grand historien de la médecine, Mirko Gremk, proposa le concept de « *pathocénose* » qu'il définit ainsi : « Les maladies qui frappent une population déterminée pendant une période historique donnée constituent un ensemble appelé pathocénose[1]. » Parmi les maladies d'une époque donnée, on peut distinguer celles qui sont à la fois très fréquentes et qui ont des conséquences graves : les maladies dominantes ; celles qui sont en émergence et celles qui sont en déclin. On introduit ainsi l'idée que la pathocénose est la somme de multiples « *dynamiques pathocénotiques* ». Retracer avec quelque exactitude l'histoire des maladies, décrire la pathocénose d'une époque et d'un lieu est un exercice audacieux. On ne dispose généralement que de données fragmentaires et qualitatives, variables selon les saisons et d'une année à l'autre ; la nosologie n'a cessé d'évoluer ; il en est de même de la terminologie médicale. En outre, la fréquence d'une maladie peut être exprimée de multiples manières : la mortalité, la morbidité, la létalité, l'incidence, la prévalence, etc. On est donc réduit à de grandes approximations.

Le XIXe siècle fut le grand siècle des maladies infectieuses : on les isola les unes des autres, piochant dans le flou immense des « fièvres » ; on décrivit le détail de leurs manifestations cliniques ; on étudia leurs caractéristiques anatomiques ; on apprit leurs origines bactérienne, virale, parasitaire ou mycosique ; leur survenue sous forme épidémique ou individuelle. On réussit même à les prévenir par la vaccination, par l'hygiène et par de rares médicaments comme la quinine. On parvint ainsi à réduire leur impact sur la mortalité. L'espérance de vie augmenta sensiblement au début du XIXe siècle, en grande partie grâce à la vaccination antivariolique, à l'amélioration des conditions de la naissance et de l'alimentation, avant de stagner, nous le verrons, jusqu'à la fin du siècle.
Les maladies épidémiques, celles qui frappent simultanément un nombre élevé de malades, étaient réputées, depuis Hippocrate, être liées à la qualité de l'air : « Quand une seule maladie atteint

[1] Du grec *pathos* « maladie » et *koinos* « commun ». Joël Coste, *Les maladies dominantes* au XXe siècle in Mirko Grmek [dir.], *Histoire de la pensée médicale en Occident*, Paris : Seuil, 1995, 4 volumes, t. 4 p. 259-293

un grand nombre d'individus au même moment, il faut en attribuer la cause à ce qui est le plus commun, à ce que nous utilisons tous le plus : ce que nous respirons[1]. »
L'expression *« maladie infectieuse »* estompa le vieux débat entre la contagion et l'infection. Au début du XIXe siècle, l'infection faisait toujours référence à l'odeur de l'air ; un air infect est porteur de particules délétères, effluves, miasmes et autres émanations putrides : « *tout ce qui pue, tue !* » disait-on. La contagion, elle, faisait référence à un contact direct, physique, d'individu à individu (du latin *tangere*, toucher), comme durant l'épidémie vénérienne de la Renaissance.

Les grandes maladies épidémiques à Rouen au temps de Gustave Flaubert

Durant la première moitié du XIXe siècle, à Rouen, il y eut, selon le Dr Vingtrinier, « *médecin des épidémies* », une dizaine d'épidémies marquantes : grippe en 1803 ; typhus en 1814 ; variole en 1826 ; fièvre intermittente pernicieuse [paludisme] en 1828 ; choléra en 1832 ; péritonite des femmes en couche [fièvre puerpérale] en 1834 ; grippe en 1837 ; fièvre typhoïde en 1845 ; ophtalmie purulente en 1848 ; choléra en 1849[2].

La tuberculose manque à l'appel ! Ce fut pourtant la plus grande épidémie du siècle ! Mais une épidémie tellement singulière, d'évolution tellement lente, de symptomatologie tellement diverse ! On ne perçut sa dimension épidémique qu'après 1860. La méthode anatomo-clinique avait permis de regrouper selon un critère anatomique commun - le « *tubercule* » - un ensemble de maux apparemment différents les uns des autres, comme le mal de Pott vertébral, la tumeur blanche du genou, la coxalgie de la hanche, les écrouelles du cou, l'ascite essentielle des jeunes filles, et surtout la phtisie qui se manifestait par une toux, des crachements de sang et une « consomption » progressive et fébrile conduisant souvent à une mort lente : « La

---

1 Cité par Jacques Jouanna, *Hippocrate*, Paris : Fayard, 1992, p. 216.

2 Arthus-Barthélémy Vingtrinier, *Des épidémies qui ont régné dans l'arrondissement de Rouen de 1814 à 1850*, Rouen : Péron, 1850.

phtisie […] n'est-elle pas la plus meurtrière des affections ? Elle sévit à tous les âges, elle moissonne dans toutes les saisons ; c'est un fléau permanent qui décime le genre humain […]. De quinze à trente ans, près de la moitié des décès sont son œuvre[1]. »

La phtisie imprègne la période romantique : la mort de Madame de Beaumont, la maîtresse de Chateaubriand, à Rome en 1803 ; la mort d'Elvire, l'égérie de Lamartine en 1817 ; celle de Clotilde de Vaux, le grand amour d'Auguste Comte ; la maladie de Chopin dans les bras de Georges Sand ; l'agonie de Marguerite Gauthier, la *Dame aux Camélias* ; celle de Mimi des *Scènes de la vie de bohème* de Murger et de *La Bohème* de Puccini (1898). Même le fils de Napoléon Ier en mourut à Vienne à 21 ans, tout comme en était mort le fils de Louis XVI dans sa prison du Temple en 1795. Les médecins payèrent aussi beaucoup à cette maladie. Bichat fut atteint d'une méningite tuberculeuse qui l'emporta en quelques jours ; Laennec, atteint de tuberculose pulmonaire, supporta les poussées successives de la maladie pendant plus de 20 ans.

Dans certains pays, en Italie ou en Espagne, on pensait que la maladie était transmissible. Mais cette idée était loin d'être admise en France. Laennec, qui a tant contribué à identifier la maladie sur le plan clinique et anatomique, ne le croyait pas. Il incriminait le rôle des « *passions longues et tristes quand elles sont profondes* ». Dans le dictionnaire de Nysten, en 1845, il est indiqué : « Les causes de la phtisie sont en général peu connues : air froid et humide [...], air (qui) n'est pas suffisamment renouvelé [...], alimentation insuffisante ou de mauvaise qualité [...], défaut d'exercice [...], surtout la masturbation et les excès vénériens [...], poussières répandues dans l'atmosphère [...]. » Au milieu de ces annotations sans preuves, nées de la tradition et de la pensée magique, l'hypothèse de la contagion n'est pas même évoquée ! Le développement de l'urbanisation, l'insalubrité et la promiscuité des conditions de vie contribuèrent à donner à cette maladie ancienne une dimension épidémique plus manifeste. Chaque année en France, de 1850 à 1900, 150 000 personnes

[1] Jean-Antoine Villemin, *Études sur la tuberculose : preuves rationnelles et expérimentales de sa spécificité et de son inoculabilité* : Paris : J.-B. Baillière, 1868.

environ mouraient de tuberculose, soit un décès sur cinq. Flaubert n'en fut pas affecté alors que son père eut sans doute une phtisie d'évolution favorable qui contribua à son départ de Paris et à sa venue à Rouen.

Le grand progrès viendra de la médecine expérimentale quand Jean-Antoine Villemin, un médecin militaire, partant de l'observation de cas groupés dans une chambrée de soldats, entreprit des expériences sur le lapin et put affirmer en 1865 : « la tuberculose est une maladie spécifique ; sa cause réside dans un agent inoculable ».

Cette découverte ouvrit d'immenses perspectives et les espérances de Villemin se concrétisèrent avec la découverte du bacille responsable, par Robert Koch en 1882, la découverte du vaccin BCG[1] en 1927 et celle du premier antibiotique antituberculeux, la streptomycine, en 1952.

Le choléra fut, non pas la plus grave, mais la plus spectaculaire des épidémies du temps. Elle frappa l'Europe pour la première fois en 1832. C'était une maladie inconnue, donc inquiétante, partie du delta du Gange, se manifestant par une diarrhée très abondante, entraînant une déshydratation massive souvent mortelle, parfois en quelques heures. Chateaubriand décrit l'épidémie dans ses *Mémoires d'Outre-Tombe*. Il cite les plaisanteries de l'époque : les gamins qui jouaient au « *Nicholas Morbus* », les ivrognes qui « disaient en élevant leur verre : « A ta santé Morbus ! ». Morbus par reconnaissance accourait et ils tombaient morts sous la table ». Il raconte une certaine insouciance : à la Mi-Carême, les masques parodiaient la maladie. Mais à l'Hôtel-Dieu arrivèrent des charrettes de Pierrots et de Colombines brutalement touchés en pleine fête. Certains furent enterrés dans leurs déguisements. Casimir Perier, le chef du gouvernement, fut atteint et en mourut. Quelques semaines plus tard, ce fut le général Lamarque, héros de l'Empire et républicain. Ses obsèques tournèrent à l'émeute et inspirèrent à Victor Hugo la fameuse scène des *Misérables* où Gavroche est tué au pied de la barricade. En France, le choléra fit 100 000 morts.

---

[1] Bacille de Calmette et Guérin.

On ignorait la nature du mal. Était-il contagieux ? Non ! affirmèrent les autorités. Ni même infectieux : on respirait sans risque l'haleine des malades ! Broussais, le grand médecin de l'époque, affirmait que l'origine du choléra devait résider « dans le contraste d'un vent froid avec un soleil ardent sous l'influence d'une comète » ! À Rouen, le Dr Hellis, médecin-chef de l'Hôtel-Dieu pendant l'épidémie, publia ses Souvenirs du choléra faisant état de 408 cas dans son service et de 196 décès[1]. Gustave Flaubert et sa famille habitaient alors à l'Hôtel-Dieu, à quelques dizaines de mètres ! De sa fenêtre, il pouvait voir l'ensevelissoir et les cortèges funéraires. Mais la vie continuait : il avait onze ans, faisait du théâtre avec ses amis et assurait son ami Chevalier que « le choléra Morbus n'est presque pas à l'Hôtel-Dieu.[2] » Dans la ville de Rouen, les cas furent concentrés dans le quartier miséreux de Martainville, comme le montra Hellis en publiant un plan de la ville, devenu célèbre parmi les épidémiologistes, qui indiquait le domicile de tous les cas observés. Il y eut 650 morts dans la ville. Après cette première épidémie, on enregistra encore quatre autres épidémies de choléra, dont celle de 1849 (327 morts à Rouen) qui fut à l'origine de la « *Première Conférence sanitaire internationale* », à Paris, en 1851, ancêtre lointain de l'Organisation mondiale de la Santé. Le choléra fut alors déclaré, « maladie quarantenaire » tout comme la peste. Flaubert, durant son Voyage en Orient, où la maladie était endémique, a été soumis à une quarantaine avant de débarquer à Beyrouth puis à Rhodes. En France, il y eut d'autres épidémies de choléra en 1866 (211 morts à Rouen) et 1873 (227 morts). Flaubert écrit alors : « Le choléra a été assez fort à Croisset. Pour le prévenir, tout le monde entonne du rhum avec conviction. Mais l'épidémie paraît se calmer[3]. » La dernière épidémie survint en 1892 et fit 107 morts à Rouen. Mais on avait appris progressivement la responsabilité de la pollution fécale de l'eau et on s'était engagé dans la « bataille de l'eau pure[4] ». Même limpide l'eau pouvait ne

---

[1] Hellis, *Souvenirs du choléra en 1832*, Paris, Baillère, 1833.

[2] Flaubert, *Correspondance*, La Pléiade t. I , p. 8. (Flaubert à Ernest Chevalier, Rouen, 22 avril 1832).

[3] Flaubert, *Correspondance,* La pléiade, t. IV, p 713. (Flaubert à Caroline Commanville, Croisset, 9 septembre 1873).

[4] Pierre Darmon, *L'homme et les microbes*, Paris. Fayard, 1999, p.335.

pas être pure : pour preuve, écrivait Alfred Jarry, « *une seule goutte suffit pour troubler l'absinthe* » ! Quant au germe (*vibrio cholerae*), il avait été identifié par le grand bactériologiste allemand, Robert Koch, à Alexandrie en 1884.

La variole ou petite vérole avait été pendant des siècles le plus épouvantable fléau. Comme l'affirmait Voltaire : « Sur cent personnes, soixante au moins ont la petite vérole, dix en meurent dans les années les plus favorables et dix en conservent pour toujours les fâcheux restes. Voilà donc la cinquième partie des hommes que cette maladie tue ou enlaidit sûrement[1]. » Avec la vaccination de Jenner (1796) et l'enthousiasme qu'elle suscita, on imaginait en avoir fini ! Mais après avoir quasiment disparu, la variole revint en 1826 à l'Hôtel-Dieu de Rouen – Flaubert avait 5 ans. Peut-être ce souvenir fut-il à l'origine d'un texte de jeunesse écrit avec ses amis Du Camp et Bouilhet : « *Jenner ou la découverte de la vaccine* ». De graves épidémies se reproduisirent en France, en particulier dans les années 1870-1873 et firent plus de morts que la guerre de 1870. Mais, par-delà les morts, il y avait aussi les « fâcheux restes » dont nous parlait Voltaire : « [La variole] déforme et mutile les traits, mais souvent encore elle anéantit les sens les plus précieux ; la surdité, la perte de la vue et la désorganisation complète de l'œil sont quelques-uns de ses effets ordinaires[2]. » On conçoit la terreur de la population décrite par Erckmann et Chatrian dans *Histoire d'un paysan* : « C'était affreux, tantôt elle se déclarait dans un village, tantôt dans un autre, cela s'étendait comme le feu ; tout le monde mais surtout les pères et les mères frémissaient. On disait : elle est ici, elle est là, tant de personnes l'ont eue... telle femme, telle fille ont surtout été maltraitées... un tel est devenu borgne... un tel

---

[1] Cité par Pierre Hillemand dans « Grand siècle et siècle des Lumières » in *Histoire culturelle de la maladie* / sous la dir. de Marcel Sendrail, Toulouse : Privat 1980, p.336-372. (Citation p. 345).

[2] Monfalcon, « Variole (inoculation de) », in *Dictionnaire des sciences médicales* par une société de médecins et de chirurgiens, Paris : Panckoucke, 1812-1822, vol. 57, p. 64-101. (Citation p. 65).

n'est plus reconnaissable..., il y a tant de sourds, tant de morts, tant d'aveugles... Ah ! Quelle épouvante[1]. »

George Sand écrit alors à Flaubert[2] : « Nohant est ravagé par une variole compliquée, affreuse. Nous avons dû emmener nos petites dans la Creuse chez des amis qui sont venus nous chercher, et nous y avons passé trois semaines cherchant en vain un gîte possible pour une famille durant un trimestre. » La vaccination antivariolique n'était hélas pas systématique au XIXe siècle expliquant la persistance de graves épidémies qui ne disparurent qu'après l'obligation vaccinale imposée en 1902.

Le typhus exanthématique ravageait les armées en campagne. Il se caractérisait par une fièvre, une éruption cutanée (un exanthème) et une torpeur (en grec *tuphos*). La Grande Armée de Napoléon en fut victime en 1812 et 1813. La moitié des malades en moururent, au moins 300 000 hommes. L'arrivée des soldats semait la terreur car ils apportaient l'épidémie partout où ils passaient. C'est ainsi qu'il y eut une épidémie à Rouen en 1814. On ne comprit le mécanisme de ces épidémies qu'après la découverte de son mode de transmission par Charles Nicolle[3] en 1909 à Tunis : le pou du corps, *pediculus corporis*, qui transmet d'homme à homme le germe responsable, découvert ultérieurement, le *rickettsia prowasecki.* On comprit alors la survenue de ces épidémies de typhus dans les grandes concentrations humaines, comme les armées, où faute d'hygiène, les vêtements hébergent des poux du corps.

La dysenterie, maladie de l'intestin terminal se traduit par l'émission douloureuse et impérieuse de glaires, de pus et de

---

[1] Cité par Pierre Hillemand dans « Grand siècle et siècle des Lumières » in *Histoire culturelle de la maladie* / sous la dir. de Marcel Sendrail, Toulouse : Privat 1980, p.336-372. (Citation p. 346).

[2] George Sand, Lettre à Flaubert, La Châtre, 14 octobre 1870. (Corr. Flaubert-Sand, p. 317.)

[3] Charles Nicolle (1866-1936) était né à Rouen. Il fut médecin des hôpitaux de Rouen et professeur suppléant l'École de médecine, avant de devenir directeur de l'institut Pasteur de Tunis. C'est en Tunisie où le Typhus était endémique qu'il démontra le rôle du pou du corps (pédiculus corporis) dans la transmission du typhus. Son oeuvre scientifique considérable lui valut le Prix Nobel de médecine en 1928.

sang. Desgenettes, le grand médecin des armées napoléoniennes, celui des pestiférés de Jaffa, considérait que la dysenterie avait fait entre 1792 et 1815 plus de morts dans les armées que toutes les batailles[1]. Pour Trousseau, la dysenterie est « la plus grave de toutes les épidémies ». Alors qu'elles étaient généralement limitées, il y eut une grave épidémie en 1859, touchant toute la France. On a longtemps incriminé les fruits de saison et on ne découvrit les deux agents responsables de la dysenterie qu'au début du siècle : soit un parasite, l'amibe *entamoeba histolytica*, soit une famille de bactéries, les *shigelloses*. Ici encore, comme dans le choléra, l'épidémie est liée à la consommation d'eau souillée par les matières fécales.

La typhoïde, qui a certainement été à l'origine de la « *peste d'Athènes* » relatée par Thucydide, a été isolée du groupe confus des fièvres au début du XIXe siècle par un célèbre médecin de Tours, Pierre Fidèle Bretonneau, que Flaubert consulta durant son voyage dans l'ouest de la France. Bretonneau avait observé, à l'autopsie des malades, des lésions caractéristiques de l'intestin grêle : lésions « furonculeuses » et ulcérées. Il l'appela « dothiénentérie ».

Cette maladie que l'on a appelée par la suite « typhoïde » était alors une maladie fréquente que l'on connaissait sous de multiples noms et qui pouvait être responsable d'épidémies graves comme à Rouen en 1845. Dans les années 1890, la typhoïde représentait 7% des admissions à Hôtel-Dieu de Rouen et était responsable de 12% des décès. Cette maladie a des points communs avec le typhus : une fièvre, une éruption cutanée (tâches rosées), un profond abattement. Elle fit l'objet d'études séméiologiques d'une précision extrême par Charles Louis, le fondateur de la statistique médicale, en particulier concernant le nombre de taches rosées visibles sur l'abdomen, la courbe de température ou la fréquence du pouls, témoignant d'un souci d'observation particulièrement méticuleux. La cause de la maladie, le bacille d'Eberth, fut identifiée en 1880 en relation, ici encore, avec une pollution fécale de l'eau. Alfred de Musset,

---

1 Armand Trousseau *Clinique médicale de l'Hôtel-Dieu de Paris*, Paris : J.- B. Baillère, 1877, T III, p. 174.

quand il buvait encore de l'eau, en fut atteint à Venise avant d'être honteusement trahi par une femme libérée, George Sand, pour un bel italien, médecin de surcroit !

La diphtérie est connue de longue date. Un médecin grec antique, Arétée de Cappadoce, la considérait comme une suite fatale de la *fellatio*[1], ce qui n'a pas encore été démontré ! Elle se traduit par une angine grave avec des « fausses membranes » qui peuvent s'étendre dans l'appareil respiratoire en particulier dans le larynx, l'obstruer et entraîner la mort du malade par asphyxie : c'est le « *croup* ». Flaubert pour décrire au mieux le croup du fils de Madame Arnoux, dans *l'Éducation sentimentale*, aurait passé quelques jours à l'Hôpital Sainte Eugénie pour observer ces jeunes malades et voir la pratique d'une trachéotomie. C'était dans le service du Dr René Marjolin, dont le père, collègue du père Flaubert (1780-1850), avait été appelé en consultation à Rouen au chevet de Caroline, la sœur de Gustave, mourante de fièvre puerpérale. René Dumesnil nous donne une vision moins audacieuse de Gustave qui, à peine arrivé, aurait tourné les talons, trop sensible à la souffrance d'autrui[2].
La diphtérie est une maladie très contagieuse et Trousseau raconte avoir été chargé, en 1828, par le préfet de Loir-et-Cher de visiter deux fermes du village de Tremblevif[3] : « Dans l'une je ne trouvai que le chef de famille et une seule servante âgée de seize ans. [...] Il me racontait qu'ils étaient les seuls survivants de dix-sept personnes composant sa maison. »
L'isolement des malades était donc essentiel : on se résolut progressivement à construire des pavillons d'isolement comme on le fit dans les hôpitaux de Rouen. Mais cela ne changeait

---

[1] Mirko D. Gremk, *Les maladies à l'aube de la civilisation occidentale*, Paris : Payot, 1983, p. 214.
[2] Pierre-Georges Castex, *Flaubert et l'éducation sentimentale,* Les amis de Flaubert et de Maupassant – année 1961 – Bulletin n° 19 – p. 28. Cet article illustre bien le mode de documentation de Flaubert : observation directe et lecture. Dans le cas présent, Flaubert avait lu quelques textes sur le croup qui l'avaient d'ailleurs conduit à porter un jugement accablant sur le style médical (cf. *supra*). Après ses visites à l'hôpital, Flaubert a lu l'ouvrage de Trousseau, prit de nombreuses notes et s'en inspira beaucoup.
[3] Armand Trousseau *Clinique médicale de l'Hôtel-Dieu*, Paris : J.- B. Baillère, 1877, T III, p. 377.

guère le pronostic individuel, toujours dramatique : en 1893, à Rouen, sur 172 enfants, 61 furent trachéotomisés et 81 sont morts, ainsi que l'interne qui s'occupait d'eux. Le germe responsable fut isolé en 1884, la sérothérapie antidiphtérique, c'est-à-dire l'inoculation du sérum d'un cheval immunisé par la toxine diphtérique, bouleversa le pronostic en 1894, avant la vaccination, en 1923.

La grippe fut responsable, au XIXe siècle de six pandémies (1801, 1837, 1843, 1857, 1874 et 1889) même si l'épidémiologie et le tableau clinique de la grippe ne furent clairement décrits qu'en 1890[1]. La plus grave pandémie, celle qui a fait le tour du monde en 1918-1920, connue sous le nom de « *grippe espagnole* », fut responsable de plus de décès que la Première Guerre mondiale. Flaubert dans sa correspondance fait largement référence à la grippe et semble en avoir été affecté à de multiples reprises. Comme aujourd'hui, la grippe s'inscrivait dans le paysage hivernal de la vie.

Ces épidémies étaient toutes très différentes ; diffusées par un vecteur comme le typhus, transmises par l'eau polluée comme la dysenterie ou la typhoïde, ou par voie respiratoire comme la diphtérie, la tuberculose ou la grippe et enfin par contagion comme la variole. Mais ces grandes épidémies ne sauraient faire oublier l'infinie diversité de multiples maladies infectieuses fréquentes et banales.

Maladies infectieuses et parasitaires courantes

Les maladies infantiles survenaient, soit isolément, soit sous forme de petites épidémies. Si certaines comme la varicelle n'avaient que peu de conséquences, d'autres comme la rougeole pouvaient se compliquer ; une nièce de Flaubert en mourut. Les banales gastro-entérites virales - diarrhées vertes, toxicoses… - faute de soins adaptés, étaient souvent mortelles comme c'est encore le cas aujourd'hui dans bien des pays du monde. Les

---

[1] Mirko D. Gremk, *Les maladies à l'aube de la civilisation occidentale*, Paris : Payot, 1983, p. 463

méningites, la coqueluche, les oreillons, la scarlatine apportaient aussi leur lot de désolation. Les enfants étaient plutôt épargnés par les pneumonies qui concernaient surtout les adultes et les personnes âgées.

La suppuration des plaies n'était toujours pas comprise. Toute plaie profonde ou toute amputation suppurait. Tant elle était habituelle qu'on la considérait normale, voire « louable » pour assurer une bonne cicatrisation. Dans les hôpitaux, les pansements étaient réalisés par des « élèves » sous le contrôle des internes ; on passait de lit en lit, avec les mêmes instruments, à peine essuyés, sans même se laver les mains, tout comme un jardinier passe innocemment d'un arbre à un autre. Les complications étaient fréquentes, en particulier une suppuration profonde qui pouvait se diffuser dans tout le corps : la pyohémie.
La famille Flaubert en fut doublement affectée. Le père de Gustave, Achille Cléophas, présenta un abcès de cuisse après, dit-on, une plaie par un scalpel lors d'une dissection. Les « piqûres anatomiques », empoisonnées par l'introduction des matières septiques des cadavres, étaient alors particulièrement graves et inquiétantes. Achille, son fils, l'opéra en vain. Sa mort rapide et inattendue en janvier 1846 à l'âge de 61 ans plongea la ville dans un grand désarroi. À ses obsèques, l'affluence de toutes les classes de la population fut immense.
La sœur de Gustave, Caroline, devait mourir deux mois plus tard, le 22 mars 1846, d'une fièvre puerpérale, une suppuration pelvienne consécutive à l'accouchement, éventuellement apportée par les mains polluées des accoucheurs, surtout en milieu hospitalier. On a fait de Semmelweis, à la suite de la thèse de Céline, le héros de cette terrible maladie. La nièce de Gustave, née entre la mort de son grand-père et celle de sa mère, la petite Caroline, sera élevée à Croisset. Flaubert l'adore et il écrit quand elle a onze ans qu'« il aime sa petite nièce, comme si elle était sa fille ».
Cette suppuration post-opératoire était un obstacle rédhibitoire au développement de la chirurgie profonde : nul ne pouvait survivre à une plaie pénétrante de l'abdomen ou à une plaie du thorax.

N'oublions pas les infections vénériennes dont souffrit Gustave Flaubert et que nous verrons ultérieurement en détail.

Les parasitoses ont fait l'objet d'immenses progrès au XIXe siècle, portés par un réel enthousiasme pour les sciences naturelles, l'essor du microscope et l'exploration des terres lointaines.
- Les vers intestinaux étaient alors très fréquents : un enfant sur deux avait des oxyures ou des ascaris. Les ténias, ces vers annelés accrochés dans l'intestin, ne se limitaient pas au simple ver solitaire. On découvrit à l'époque leur cycle vital complexe avec des formes larvaires responsables, selon le type de ténia, de maladies internes : la cysticercose ou l'hydatidose. À Rouen, terre d'élevage où il y a des chiens, des moutons et des hommes, le cycle parasitaire pouvait entièrement s'accomplir. À l'Hôtel-Dieu de Rouen, le Dr Leudet étudia minutieusement ce sujet suivi, plus tard par le Dr Dévé qui devint le spécialiste mondial de l'hydatidose[1].
- Les insectes étaient partout présents : punaises, poux, puces, moustiques… On découvrit en 1834 l'agent de la gale, un acarien, le « sarcopte » responsable de véritables épidémies dans les collectivités. Surtout, vers la fin du siècle, on apprit que la piqûre de certains insectes pouvait transmettre une maladie infectieuse, par exemple le paludisme, lui-même dû à un parasite protozoaire découvert en 1880 par un médecin militaire français, Alphonse Laveran, premier français à recevoir le prix Nobel de médecine en 1907.
- Les protozoaires, ces parasites unicellulaires découverts avec l'amélioration des microscopes, étaient responsables d'une maladie vénérienne courante, la trichomonase (1837) ; mais aussi de la dysenterie amibienne (1875), du paludisme (1880) et de maladies lointaines comme la maladie du sommeil.
- Les champignons peuvent aussi provoquer des maladies. Le premier exemple fut la découverte en 1843 de champignons au cours de la teigne, une maladie rebelle du cuir chevelu qui justifiait alors des soins pénibles et un isolement de longue durée

[1] Emile Leudet, *Clinique médicale de l'Hôtel-Dieu de Rouen*, Paris : J.- B. Baillère, 1878.

des enfants ; il y avait ainsi à l'Hôpital général de Rouen un « pavillon de la teigne ». Depuis le domaine des mycoses a dépassé la peau et les muqueuses (muguet) pour concerner parfois des organes profonds.

La révolution pastorienne. Le XIXe siècle fut vraiment celui des maladies infectieuses et parasitaires. Mais on ne s'en rendit vraiment compte que quand les questions d'hygiène touchèrent le quotidien des gens. Un historien contemporain, Pierre Darmon, a parfaitement décrit dans *L'homme et les microbes* (1999), ce combat de l'hygiène dans le dernier tiers du XIXe siècle, un combat mené sur de multiples fronts[1].
- Le front de l'air, saturé d'odeurs, de fumées, de poisons, de poussières, de germes ! Les microbes sont partout : dans les crachats, les grands magasins, les confessionnaux ou les hôpitaux. On isole les malades ; on passe l'aspirateur ; on invente le crachoir …
- Le front de l'eau et du péril fécal avec la gestion difficile des excrétas humains ! C'est la bataille de l'eau pure ; on invente le tout-à-l'égout, le water-closet, le champ d'épandage, la station d'épuration.
- Le front des autres vecteurs qui est sans limite : les ordures, les chiffons, les chiens et leurs crottes, les rats, les mouches, les hommes et les femmes, d'ici ou d'ailleurs, avec leurs baisers morbifiques !

Le microbe est alors bien plus qu'un vecteur de la maladie : il est devenu le moteur de l'hygiène. C'est lui qui conduit à repenser l'environnement, l'habitat ou l'organisation sociale ; c'est lui qui inspire une nouvelle hygiène hospitalière ; c'est lui enfin qui imprègne l'instruction des jeunes français et leur dicte de nouveaux comportements dans l'école de la Troisième République avec ces classiques images d'Épinal : « lavez vos mains avant de vous mettre à table » ; « ne crachez jamais par terre » ; « prenez un bain au moins 1 fois par semaine » etc.

Les découvertes pastoriennes, en apportant une base scientifique solide, ont légitimé et formidablement accéléré les efforts anciens

[1] Pierre Darmon, *L'homme et les microbes, XVII*^{e} *– XX*^{e} *siècle*, Paris : Fayard, 1999.

en faveur de l'hygiène publique. Encore fallait-il que les conditions économiques, politiques, éducatives et techniques soient réunies comme ce fut le cas en France à partir du milieu du XIXe siècle.

Quelques autres maladies du temps

Si, au temps de Gustave Flaubert, la pathocénose, c'est-à-dire le spectre des maladies, est dominée par les maladies infectieuses, épidémiques ou non, d'autres maladies prirent un aspect nouveau.

L'alcoolisme, le tabagisme et la toxicomanie se développent. Certes le XIXe siècle n'a pas inventé la dépendance : elle est encore plus ancienne que Dionysos ! Mais il y eut à l'époque un changement d'échelle. Après le petit alambic artisanal de campagne, l'invention de la distillation industrielle par le chimiste Edouard-Adam en 1800 permit de baisser spectaculairement le prix des boissons spiritueuses. On consomma de plus en plus d'alcools distillés dans d'innombrables estaminets. Villermé nous le raconte dans sa terrible description des ouvriers du textile à Rouen.
C'est à cette époque aussi, mais dans un autre milieu, que l'usage des drogues se développa autour de poètes comme Gautier ou Baudelaire : on fume le haschisch ou l'opium. On fume surtout le tabac dont la consommation a beaucoup augmenté à partir du milieu du siècle avec l'invention de la cigarette dont on ne mesurera la nuisance qu'un siècle plus tard.

Les maladies professionnelles prirent avec le développement industriel une dimension nouvelle et les questions de santé au travail n'ont cessé de préoccuper les hygiénistes. Au milieu du siècle, on s'intéressa par exemple à une maladie professionnelle, connue depuis l'antiquité, le « *saturnisme* », une intoxication aiguë ou chronique par le plomb. Ce sont les peintres en bâtiment qui étaient les plus exposés car ils utilisaient largement le carbonate de plomb - la céruse - depuis que sa fabrication était devenue industrielle. Ce n'était pas une maladie rare et en peu d'années Émile Leudet en observa 184 cas dans son service de l'Hôtel-Dieu de Rouen[1]. Le tableau clinique était dominé par des douleurs abdominales : la « *colique de plomb* ». Le produit ne sera prohibé qu'en 1909 alors que sa toxicité était connue de longue date. La difficulté était alors en grande partie juridique concernant le concept, longtemps inimaginable, de « *responsabilité sans faute* » qu'une loi de 1898, fondatrice de notre protection sociale, devait inscrire dans notre droit[2].

Le suicide a toujours existé : Lucrèce, la belle Romaine, se poignarde après avoir été violée[3]. Le suicide d'Emma Bovary est moins glorieux. Émile Littré, toujours synthétique, avait-il en tête l'héroïne de Flaubert quand il écrivit dans son *Dictionnaire de médecine*[4] que « les causes les plus habituelles du suicide sont l'inconduite, la dissipation et l'immoralité ? » Durkheim, à l'extrême fin du siècle, montra que les choses n'étaient pas aussi simples. Il jeta les bases de la sociologie du suicide dont la fréquence avait augmenté tout au long du siècle passant de 5/100 000 habitants en 1825 à 25/100 000 habitants en 1900, pouvant même dépasser 30/100 000 habitants dans certains départements comme l'Eure.

Les maladies mentales. Si la Révolution a pu contribuer à libérer quelques fous de leurs chaînes, elle n'a pas bouleversé la situation ! La grande rupture dans l'histoire des maladies mentales est survenue au milieu du XIXe siècle avec deux phénomènes étroitement liés[5].
L'échec de la méthode anatomo-clinique dans les maladies mentales. Pendant des décennies, on avait ouvert le crâne des fous sans y trouver rien d'anormal. À l'inverse des maladies de

[1] Emile Leudet, *Clinique médicale de l'Hôtel-Dieu de Rouen*, Paris, J.- B. Baillère, 1878, p. 478 – 501.
[2] François Ewald, *Histoire de l'État providence* (1986), Paris : Grasset & Fasquelle, 1996, p. 255-294.
[3] Georges Minois, *Histoire du suicide,* Paris : Fayard, 1995.
[4] « Suicide », Émile Littré, *Dictionnaire de médecine, de chirurgie, de pharmacie […],* (1854), Paris : J.-B. Baillière, 1884, 15e édition.
[5] Philippe Hecketsweiler, *Histoire de la médecine*, Paris : Ellipses, 2010, p. 315-320.

poitrine, par exemple, on ne pouvait pas identifier et classer les maladies de l'esprit sur un critère anatomique. Seule ressource : l'observation clinique. De nombreuses maladies mentales furent identifiées sur cette base : on entra dans le *paradigme des maladies mentales*. Les classifications occupèrent alors une place considérable dans la pensée médicale, comme l'illustrait, en 1860, un intervenant à la *Société médico-psychologique* : « Lorsqu'ils croient avoir fini leurs études, les rhétoriciens font une tragédie et les aliénistes une classification. »

La loi de 1838. Esquirol, médecin-chef de l'hospice de Charenton fut le promoteur de cette loi qui assurait une protection des « *insensés* » d'autrefois et mettait en place des établissements spécialisés que l'on appellera des asiles. Elle fut en vigueur pendant plus de 150 ans. Jusqu'alors, les aliénés étaient hébergés dans des conditions misérables, enchaînés sur la paille. Il y avait ainsi à l'Hôpital général de Rouen, depuis le début du XVIIe siècle, des « *loges* » pour les fous et pour les folles, à proximité du pavillon des épileptiques. La construction des asiles au milieu du XIXe siècle constitua une grande avancée dans l'humanisation des hôpitaux, améliorant les conditions de vie de ces patients et veillant à leurs droits. Implantés sur de vastes terrains, les asiles départementaux permettaient aux malades de s'occuper à des travaux agricoles. À Rouen, l'asile Saint-Yon prit ainsi le relais d'une communauté religieuse et eut une grande notoriété par la réputation de ses médecins comme Foville, Bouteville, Parchappe et Morel.

Nous n'envisagerons pas davantage les autres maladies du temps : les innombrables maladies de l'appareil pulmonaire que l'auscultation avec le stéthoscope permettait souvent d'identifier, les maladies du cœur souvent accompagnées d'hydropisie, les maladies digestives et nutritionnelles avec leurs déficits alimentaires ou vitaminiques comme le scorbut, les maladies neurologiques que l'on apprenait alors à identifier grâce à l'anatomie pathologique comme les apoplexies ou les méningites. Enfin, c'est à cette époque que paraissent, avec Charcot, les premiers travaux scientifiques concernant les vieillards.

L'état de santé médiocre de la population française. L'espérance de vie à la naissance est généralement considérée comme le meilleur indicateur de l'état de santé global d'une population. Les données disponibles permettent une mesure fiable à partir de 1740. Depuis cette époque, la durée de vie moyenne a plus que triplé passant de 25 ans en 1740 à plus de 80 ans aujourd'hui. Au milieu du XIXe siècle, au temps de Gustave Flaubert, elle atteint 43 ans en 1850 mais tend à stagner, car, avec l'urbanisation et l'industrialisation, les conditions de vie des enfants se dégradent[1]. L'espérance de vie atteint 45 ans en 1900 : il n'y a donc pas eu de bouleversement sanitaire.

Un autre indicateur de santé repose sur les statistiques militaires. Le simple *Conseil de révision* écartait environ le tiers d'une classe d'âge. La taille des conscrits était approximativement inférieure de 10 cm à celle d'aujourd'hui. Dans le Finistère 25/1000 conscrits avaient une taille inférieure à 1,49 m et 28/1000 supérieure à 1,73 m. Dans certaines régions, comme en Sologne, le paludisme était très présent, même s'il n'était pas identifié, et les conscrits presque tous porteurs d'une « grosse rate ». Les déficits nutritionnels étaient fréquents que ce soit sous la forme du rachitisme (vitamine D) ou du goitre (iode), non seulement dans les montagnes, mais même en amont de Rouen.

Les infirmes étaient nombreux : sourds-muets (58/100 000), aveugles (76/100 000)[2] et bien d'autres situations innées. Certaines maladies comme la variole ou la tuberculose ostéo-articulaire laissaient de graves séquelles, tout comme les fractures mal consolidées. Nombreuses étaient les scolioses allant du simple « *se tient mal* », au « *contrefait* » ou au « *bossu.* » Comment ne pas évoquer aussi les déficits mentaux du simple d'esprit, à l'imbécile et à l'idiot dont seule une petite fraction était prise en charge dans des institutions ?

Globalement, l'état de santé de la population française était donc très médiocre, très variable selon les catégories sociales et les conditions de travail. En se promenant dans les rues de Rouen ou du Caire, Flaubert était naturellement au contact de toutes ces

---

[1] INED, *La durée de vie en France*.

[2] Émile Littré, *Dictionnaire de médecine, de chirurgie, de pharmacie [...]*, Paris : J.-B. Baillière, 1884, 15e édition. Voir article « sourd-muet ».

misères humaines comme le sont aujourd'hui tant de touristes dans les pays les plus pauvres.

Les malades dans les hôpitaux de Rouen

L'Hôtel-Dieu de Rouen, où Flaubert a vécu jusqu'à l'âge de 25 ans, comportait plusieurs centaines de lits réservés alors aux patients de moins de 60 ans. Il était divisé en plusieurs services : la Clinique médicale, dont Clément-Eugène Hellis fut le médecin-chef ; la Clinique chirurgicale dont Achille Cléophas Flaubert était le chirurgien-chef et auquel était rattachée la « gésine », unité d'obstétrique dirigée par une sage-femme ; les salles militaires pour les troupes de la garnison, sous la responsabilité de médecins militaires.

L'Hôtel-Dieu de Rouen avec environ 500 lits était un très grand hôpital qui accueillait environ 6000 patients par an pour un séjour d'un mois. On comptait 500 décès par an.

Tableau 1 :
Statistiques d'activité de l'Hôtel-Dieu de Rouen en 1824[1]

	Entrées (n)	Décès (n)	Durée de séjour (j)
Médecine	3155	431	30
Chirurgie	1963	75	37
Gésine	448	8	25
Militaires	344	17	28
TOTAL	5910	531	

La clinique médicale. En 1824, le Dr Hellis, alors médecin adjoint a fait un rapport sur l'activité de son service : « *Clinique médicale de l'Hôtel-Dieu de Rouen*[2] ». Il fournit de nombreuses informations statistiques qu'il est parfois délicat d'interpréter

[1] Marie-Thérèse Courage, *L'Hôtel-Dieu de Rouen à l'époque de Flaubert* (1806-1840), mémoire de DES, Faculté des lettres, Rouen, 1968, voir p. 164-165 ; 188 ; 203-204.

[2] Clément-Eugène Hellis, *Clinique médicale de l'Hôtel-Dieu de Rouen*, Paris, Gabon, 1826.

aujourd'hui compte-tenu des évolutions terminologiques et nosologiques. Ces données confirment le poids des maladies infectieuses dans la pathocénose, la médiocrité de l'état sanitaire et social, comme l'illustre le fréquent motif d'admission « fatigue et misère », l'importance de la phtisie, la rareté des cancers dans cette population assez jeune[1].

Tableau 2
Statistiques d'activité de la Clinique médicale de l'Hôtel-Dieu de Rouen en 1824

		Malades ADMIS dans l'année	Malades DÉCÉDÉS dans l'année
Maladies digestives		738 dont	59 dont
	Embarras digestif	458	
	Flux et affections chroniques du ventre	232	59
Fièvres		424 dont	54 dont
	Éruptives (variole, rougeole, scarlatine…)	179	18
	Graves (bilieuse, putrides, malignes…) [typhoïde]	182	36
	Fièvre d'accès [Paludisme]	63	
Maladies respiratoires		837 dont	121 dont
	Affections catarrhales simples	296	
	Catarrhe chronique	240	
	Maladies aiguës de poitrine (pneumonie, pleurésie)	86	26
	Phtisie	215	95
Altération de l'état général		196 dont	65 dont
	État adynamique	56	65
	Fatigue et misère	140	

[1] Les seuls cancers observés alors à l'Hôtel-Dieu de Rouen sont, on le sait aujourd'hui, d'origine infectieuse : le germe *hélicobacter pylori* est à l'origine du cancer de l'estomac ; une infection chronique à papillomavirus est à l'origine du cancer du col utérin.

Maladies du système nerveux		124 dont	27 dont
	Apoplexie, paralysie, méningites	89	27
	Névrose, hystérie	25	
Cancers		26 dont	15 dont
	Estomac	9	8
	Utérus	17	7
Divers		99 dont	39 dont
	Hydropisie	38	21
	Rhumatisme	33	
TOTAL		2444	380

La clinique chirurgicale. Les informations dont on dispose sont moins détaillées. Elles reposent sur le *Journal de clinique* de Flaubert père, rédigé à la même époque (1818-1823), non publié[1], mais dont Marie Thérèse Courage a extrait l'essentiel[2]. L'activité concerne par nature la « *pathologie externe* » avec, sur 359 cas, la répartition suivante :

- les traumatismes (96 cas) : commotions, contusions ou écrasements (17) ; fractures (48), brûlures (5), luxations (8), plaies (18) ;
- les troubles oculaires (44 cas) : cécité, cataracte, ophtalmie ;
- les tumeurs diverses dont 24 cancers ;
- les tuberculoses articulaires (19) ;
- les abcès (35) ;
- les affections urinaires (16) ;
- les hernies (16) et bien d'autres affections parfois difficiles à identifier comme les « gonflements » (18).

Pour la plupart, ces malades sont des misérables. Les cahiers de visite du père Flaubert citent le cas d'un ouvrier, le jeune Duboc, huit ans et demi dont le bras a été pris dans la roue d'une machine. On y trouve des mécaniciens de 10 ans, une éplucheuse

[1] *Musée Flaubert et d'Histoire de la médecine*, CHU de Rouen.

[2] Marie-Thérèse Courage, *L'hôtel-Dieu de Rouen à l'époque de Flaubert* (1806-1840), mémoire de DES, Faculté des lettres , Rouen, 1968, p. 203-204.

de coton de onze ans et un garçon du même âge, conducteur de chevaux tirant des bateaux[1].

La gésine – la maternité – était installée dans une grande salle de l'aile sud de l'Hôtel-Dieu, considérée comme peu salubre car située au rez-de-chaussée. Elle accueillait environ 350 femmes par an. La mortalité maternelle prenait parfois l'allure de véritables épidémies de péritonite du *post-partum* : par exemple, en août 1827, elle affecta presque toutes les accouchées (17/19). On dut alors fermer la gésine. Le transfert à l'Hôpital général en 1855 et de nouvelles règles d'hygiène améliorèrent la situation.

L'Hospice général était situé à l'est de la ville à l'opposé de l'Hôtel-Dieu. Il comportait environ 2000 lits destinés aux mendiants, incurables, invalides, vénériens, galeux, teigneux, enfants abandonnés, vieillards, prostituées, etc. Les fous aussi y étaient hébergés avant le développement des asiles, ainsi que les épileptiques. À la porte de cet Hospice général se situait « *le tour d'abandon* » qui recueillait plusieurs centaines d'enfants chaque année et tentait difficilement d'assurer leur survie. Dans la « *Grande crèche* » qui accueillait les tout-petits, la mortalité était voisine de 50%, tout comme dans le pavillon des diphtériques.

La thérapeutique

L'arsenal thérapeutique au XIXe siècle était à la fois dérisoire et infini : infini car il était la somme incontrôlée d'expériences millénaires ; dérisoire, car en réalité le nombre de traitements réellement efficaces, selon nos critères actuels, était ridiculement faible.

Jean Bernard, illustre médecin français contemporain, racontait l'anecdote suivante[2] : « Au temps, certes lointain, mais pas absolument préhistorique, où j'exerçais les fonctions

---

[1] *Ibid*, p. 181.

[2] Jean Bernard, *C'est de l'homme qu'il s'agit*, Paris : Odile Jacob, 1988, p. 242.

d'interne des hôpitaux de Paris, le nombre des médicaments actifs était très petit. Je me rappelle un jeu qui nous occupa vers 1935. "Tu pars dans une île déserte ; tu as le droit d'emporter cinq livres et cinq médicaments ; que choisis-tu ?" Pour les livres le choix était très difficile, presque impossible. Mais pour les médicaments, quand on avait cité la morphine, la digitaline, l'aspirine, la quinine, on avait fait le tour. »

Si au XIXe siècle la mise en évidence dans certaines maladies de lésions localisées, par exemple pulmonaires, avait déstabilisé le modèle hippocratique des humeurs, il n'en demeurait pas moins très prégnant : il fallait rétablir l'équilibre des humeurs et donc soustraire du sang par la saignée ou les sangsues ; évacuer les liquides digestifs par des purgatifs, des cholérétiques ou des vomitifs. Pour ce faire, on avait une immense gamme de médicaments traditionnels. Pour les utiliser au mieux, on disposait de formulaires pour les préparations officinales simples ou pour les préparations magistrales complexes. Nous l'avons dit : c'est au début du siècle que l'on apprit à extraire de certaines plantes les principes actifs comme la morphine de l'opium ou la quinine du quinquina. On put ainsi étudier scientifiquement le mode d'action de ces produits et donner progressivement à la thérapeutique une dimension scientifique. Un autre volet de la thérapeutique au XIXe siècle ne fit que moderniser et commercialiser des procédés anciens : la diététique, les exercices physiques, les cures, les bains, les eaux minérales…

Quant à la chirurgie, au début du XIXe siècle, le regard que l'on y porte est ambivalent. Globalement les interventions étaient toujours les mêmes, parfois affreuses et souvent tragiques. Cette stagnation était le fait de ce double enfermement que représentaient la douleur et l'infection. On n'imaginait même pas que l'on puisse un jour s'en libérer. Tout le monde partageait ce qu'écrivait dans un traité de 1814, le baron Alexis Boyer (1757-1823), chirurgien de l'Hôpital de la Charité et chirurgien de l'Empereur : « La chirurgie a fait, de nos jours, les plus grands progrès et semble avoir atteint, ou peu s'en faut, le plus haut degré de perfection dont elle paraisse susceptible. »

C'était vrai ; la chirurgie avait fait de grands progrès : les chirurgiens du temps n'étaient plus ces manuels ignares qu'ils avaient été autrefois ; ils étaient fort savants ; ils marchaient dans les pas de Bichat. La clinique était leur pain quotidien, apprise dans la rigueur des hôpitaux. Ils connaissaient parfaitement les appareillages et les pansements. Leur technique opératoire, enseignée sur le cadavre et répétée sans relâche, était incomparable : on fabriquait alors des virtuoses du bistouri et dans l'esprit du temps, la chirurgie avait donc « atteint le plus haut degré de perfection ».

Mais on ne mesurait pas à quel point la douleur opératoire et surtout la suppuration post-opératoire étaient les obstacles à son immense développement ultérieur. On pourra bientôt contrôler la douleur peropératoire par l'anesthésie vers 1850 ; et vers 1880, avec l'antisepsie et l'asepsie développer la chirurgie profonde de l'abdomen puis du thorax : la première opération de l'estomac fut réalisée en 1879 par Péan et la première ablation de la vésicule biliaire en 1882.

Le milieu du XIXe siècle, le temps de Flaubert, fut dans le domaine médical une période de pause, entre deux révolutions : celle du début du siècle qui vit naître la médecine moderne et celle de la fin du siècle qui vit le triomphe de Pasteur et de ses microbes. Flaubert fut le témoin de ces temps, le témoin d'un monde qui se défait et d'un nouveau monde qui se construit.

La maladie nerveuse de Gustave Flaubert : l'épilepsie

« Gustave Flaubert était atteint d'un horrible mal, l'épilepsie, dont il est mort » affirmait Guy de Maupassant, son fils spirituel, en 1881[1]. Depuis, nombreux sont ceux qui se sont interrogés sur la maladie de Flaubert, par simple curiosité biographique ou pour tenter d'analyser le lien mystérieux entre la santé d'un auteur et son œuvre[2]. Une meilleure connaissance des sources et d'importants progrès médicaux récents permettent de cerner au plus près la nature de la maladie nerveuse de Flaubert.
On considère aujourd'hui que Flaubert était atteint d'une épilepsie occipito-temporale gauche.

Un secret bien gardé. Durant toute sa vie, la maladie de Gustave est restée secrète, tout au plus chuchotée : les rares personnes informées, c'est-à-dire les membres de sa famille, ses amis très proches et sa maîtresse Louise Colet, n'en ont jamais parlé. Jamais non plus on ne parlera d'épilepsie, de grand mal, de mal comitial ou de mal caduc, autant de mots connus mais prohibés. Tout juste, son frère Achille utilisera-t-il une fois, dans une lettre à Jules Cloquet, un médecin ami de la famille, le mot « *épileptiforme*[3] », et une autre fois commencera-t-il une lettre affectueuse à son jeune frère par « *mon cher caduc*[4] ». On ne parlera que de « *crises nerveuses* », d'« *attaques* », de « *maladie nerveuse* », de « *névrose* » ou de « *nerfs*[5] ». Gustave n'en était

---

[1] Guy de Maupassant, « Camaraderie », Paris, *Le Gaulois*, 25 octobre 1881.
[2] Par exemple, Jean Pommier, Professeur au Collège de France, « *Les Maladies de Flaubert* », *Le progrès médical,* 1947, n° 15-16, p. 408-416.
[3] Flaubert, *Correspondance,* La Pléiade, t. III, p. 1078. (Lettre d'Achille Flaubert à Jules Cloquet du 17 janvier 1860).
[4] Flaubert, *Correspondance* : sur le site : Flaubert.univ-rouen.fr (Lettre d'Achille Flaubert à Gustave Flaubert, Rouen, 1844 (sans date).
[5] L'épilepsie fait dans le monde entier l'objet de multiples stigmatisations. Selon l'OMS (WHO Media centre, Épilepsie : historique, aide-mémoire N° 168) les problèmes d'ostracisme demeurent les mêmes un peu partout. Très

pas dupe et mesura sans doute les conséquences de sa maladie ; ayant lu dans la bibliothèque de son père les ouvrages qui traitaient des maladies nerveuses, il aurait dit : « *Je suis perdu*[1] ».
Pour décrire la maladie nerveuse de Gustave Flaubert qui a évolué pendant plus de 35 ans, on ne dispose donc que du récit de deux témoins, contestés par certains, et d'une trentaine de lettres où le sujet est souvent abordé de manière brève voire elliptique[2] !

Louise Colet, sa maîtresse intermittente de 1846 à 1854, a évoqué dans son journal[3] (« *Mémento* ») une crise, à laquelle elle a assisté en 1852 dans un hôtel, à Paris : « Sa crise à l'hôtel, mon effroi. Il me supplie de n'appeler personne ; ses efforts, son râle, l'écume sort de sa bouche, mon bras meurtri par ses ongles crispés. Dans à peu près dix minutes, il revient à lui, vomissement. Je l'assure que son mal n'a duré que quelques secondes et que sa bouche n'a pas écumé ; profond attendrissement et profonde tendresse que je sens pour lui. »

Maxime Du Camp a été le témoin de plusieurs crises survenues à Rouen, à Paris ou lors de voyages avec Gustave, en France et en Orient. Il eut avec Flaubert une très solide amitié qui s'estompa cependant au cours du temps. Il fut le premier à

---

souvent les épileptiques restent confrontés aux vieilles croyances surnaturelles, au rejet social et à la discrimination. Même dans les pays développés, les crises d'épilepsie demeurent taboues et les personnes qui en souffrent préfèrent ne pas en parler.
Au cours du *Congrès International de l'Épilepsie* (CIE 18 juillet 2013) il a été souligné que le mot « épilepsie » est en lui-même stigmatisant ; une étude au Brésil a montré que l'appellation « épileptique » est deux fois plus stigmatisante que celle de « personnes atteintes d'épilepsie ». Cette approche a conduit la Corée du Sud à changer légalement le nom de la maladie qui est devenue « trouble cérébro-électrique » : « *nous souhaitions entamer une nouvelle ère de l'épileptologie en Asie en remplaçant une maladie interdite par une maladie connue et acceptée.* »

[1] Maxime du Camp, *Souvenirs littéraires*, Paris : Hachette, 1892, p. 181.

[2] On peut ajouter une indication brève dans *Voyage en Orient* (Folio Classique p. 226) : « *Paquebot du Caire à Alexandrie [...] Attaque de nerfs vers 3 heures de l'après-midi.* »

[3] Flaubert, *Correspondance,* La Pléiade, t. II, p. 891-892. (Louise Colet, *Memento,* 15 août 1852).

dévoiler la maladie de Flaubert, un an après sa mort. Cette révélation publique fut vécue dans l'entourage de Flaubert comme une trahison. Malgré de nombreuses approximations ou erreurs ponctuelles, il n'en demeure pas moins le grand témoin de la maladie nerveuse de Flaubert, un témoin que certains, pour faire prévaloir une interprétation freudienne de sa maladie, ont voulu disqualifier[1]. Il décrit ainsi les grandes crises[2] : « Bien souvent, impuissant et consterné, j'ai assisté à ces crises, qui étaient formidables. Elles se produisaient de la même façon et étaient précédées des mêmes phénomènes. Tout à coup, sans motifs appréciables, Gustave levait la tête et devenait très pâle ; il avait senti l'aura, ce souffle mystérieux qui passe sur la face comme le vol d'un esprit ; son regard était plein d'angoisse et il levait les épaules avec un geste de découragement navrant ; il disait : " J'ai une flamme dans l'œil gauche " ; puis, quelques secondes après : " J'ai une flamme dans l'œil droit ; tout me semble couleur d'or." Cet état singulier se prolongeait quelquefois pendant plusieurs minutes. À ce moment, cela était visible, il comptait encore en être quitte pour une alerte ; puis son visage pâlissait encore plus et prenait une expression désespérée ; rapidement il marchait, il courrait vers son lit, s'y étendait, morne, sinistre, comme il se serait couché tout vivant dans un cercueil ; puis il s'écriait : " Je tiens les guides, voici le roulier, j'entends les grelots. Ah ! Je vois la lanterne de l'auberge." Alors il poussait une plainte dont l'accent déchirant vibre encore dans mon oreille, et la convulsion le soulevait.
À ce paroxysme où tout l'être entrait en trépidation, succédaient invariablement un sommeil profond et une courbature qui durait plusieurs jours. »

Gustave Flaubert, lui-même, fournit quelques informations sur sa maladie dans sa correspondance[3]. Plusieurs dizaines de

---

[1] Récemment par exemple, Gertrud Festetics, dans une conférence devant une Société internationale d'histoire de la psychanalyse (SIHPP, vendredi 11 mars 2005) mettait en cause à la fois le témoignage de Louise Colet, « *maitresse déçue* », et celui de Maxime Du Camp, « *ami jaloux* ».

[2] Maxime du Camp, *Souvenirs littéraires*, Paris : Hachette, 1892, p. 181.

[3] Voir l'article d'Yvan Leclerc sur l'historique de la correspondance et de ses éditions (2001) sur le site : Flaubert.univ-rouen.fr.

lettres y font référence. On peut les classer en 3 séries : les premières, de 1844 à 1846, sont destinées à ses amis proches et concernent l'évolution initiale de sa maladie, de ses symptômes et traitements ; la seconde série, de 1847 à 1853, comporte une dizaine de lettres à Louise Colet qui tracent l'état de la maladie ou analysent les symptômes ; la troisième série de lettres, de 1857 à 1879, comporte également une dizaine de lettres destinées à différents correspondants ; elles évoquent son état de santé ou précisent ses symptômes visuels et ses hallucinations, par exemple dans deux lettres à Hippolyte Taine.

Que savait-on de l'épilepsie vers 1845 ?

L'épilepsie est connue depuis des millénaires. On dispose donc de très nombreuses informations sur ce sujet, grâce aux nombreux dictionnaires de médecine qui ont été publiés au début du XIXe siècle. Le plus célèbre était le *Dictionnaire des sciences médicales* édité par « Panckoucke » de 1812 à 1822. Dans ces dictionnaires[1], les articles sur l'épilepsie ont été rédigés par des auteurs très avertis comme Esquirol, Georget ou Foville qui furent parmi les fondateurs de la neuropsychiatrie. Ces articles font largement état des recherches anatomo-pathologiques devenues si courantes à l'époque. En outre quelques ouvrages consacrés, en totalité ou en partie à l'épilepsie, ont été publiés en particulier celui de Tissot en 1778 et de Delasiauve en 1854.

---

[1] Disponibles sur le site de la « Bibliothèque Inter-Universitaire en Santé ».

Tableau 3
Ouvrages concernant l'épilepsie au milieu du XIXe siècle

Ouvrage			**Dates de publication de l'article « *épilepsie* », auteur et commentaires**
Traité des nerfs et de leurs maladies	1778	5 vol.	TISSOT Samuel Auguste (1728-1797) Le Tome III (419 pages) est entièrement consacré à l'épilepsie.
Encyclopédie méthodique	1787-1830	13 vol.	Article « *Épilepsie* » : 1793 MAHON Paul Auguste Olivier (1752-1801) Professeur de médecine légale et d'histoire de la médecine à Paris.
Dictionnaire des sciences médicales... dit « Panckoucke »	1812-1822	60 vol.	Article « *Épilepsie* » : 1815 ESQUIROL Jean Etienne Dominique (1772- 1840) Fondateur de la psychiatrie française. Élève de Pinel. Médecin de l'Hospice de La Salpêtrière puis de l'Hospice de Charenton. Concepteur de la loi de 1838 sur les hôpitaux psychiatriques.
Dictionnaire de médecine dit « Adelon 1ere »	1821-1828	21 vol.	Article « *Épilepsie* » : 1823 GEORGET Etienne Jean (1795-1828). Élève d'Esquirol. Médecin à l'Hospice de La Salpêtrière, ami du peintre Géricault qui a peint la série des monomanes dans son service. Texte moderne et critique faisant de l'épilepsie (et de la folie) une maladie purement cérébrale.
Dictionnaire de médecine et de chirurgie pratiques dit « Andral »	1829-1836	15 vol.	Article « *Épilepsie* » : 1831 FOVILLE Achille Louis (1799-1878). Élève d'Esquirol. Aliéniste à Rouen (St-Yon 1825-1833) puis à Charenton. Professeur de physiologie à l'École de médecine de Rouen. Anatomiste, il développe particulièrement les aspects anatomo-pathologiques.
Dictionnaire de médecine ou répertoire général des sciences médicales... dit « Adelon 2e »	1832-1845	30 vol.	Article « *Épilepsie* » : 1835 GEORGET Etienne Jean (1795-1828). Élève d'Esquirol. Même article que celui de la première édition augmenté de commentaires récents, en particulier sur la thèse de Calmeil décrivant les « *absences* ».

Dictionnaire de médecine de chirurgie de pharmacie	1833	1 vol.	NYSTEN P-H. puis LITTRÉ Émile Article « *Épilepsie* », non signé : 1833, 1845, 1855, 1884 (15e édition).
Des maladies mentales considérées sous les rapports médical, hygiénique et médico-légal	1838	2 vol.	ESQUIROL Jean Etienne Dominique « *Épilepsie* », vol. 1, p. 289-351 (daté de 1815). C'est globalement, mais en plus détaillé par endroit, le texte du Dictionnaire de « Panckoucke » publié également en 1815.
Dictionnaire des dictionnaires de médecine français et étrangers…	1850	8 vol.	FABRE (Rédacteur en chef de la gazette des hôpitaux) Article « *Épilepsie* », non signé, comportant une sélection d'extraits des dictionnaires précédents.
Traité de l'épilepsie	1854	1 vol. 559 p.	DELASIAUVE, Louis Jean François (1804-1893). Médecin dans l'Eure (Ivry la Bataille), puis à Paris, à l'Hospice de Bicêtre (Section des épileptiques et des idiots) puis à l'Hospice de la Salpêtrière.
Étude médico-légale sur les épileptiques	1877	1 vol. 247 p.	LEGRAND DU SAULLE Henri (1830-1886). Formé à Rouen (Morel), Charenton, médecin de Bicêtre, successeur de Delasiauve à l'Hospice de la Salpêtrière. Médecin en chef du dépôt de la préfecture.

Si, en quelques décennies, on constate une nette évolution de la présentation, du style et de la conception des textes, avec en particulier une réduction des observations individuelles au profit d'approches plus synthétiques, il faut souligner qu'il n'y a pas eu de modification notable du contenu si ce n'est l'effacement progressif du concept hippocratique de formes dites « sympathiques », c'est-à-dire de crises dont la cause ou le siège seraient à distance du cerveau par exemple dans l'appareil digestif ou génital[1]. Au milieu du XIXe siècle, l'épilepsie, quels qu'en soient

[1] C'est particulièrement le cas de Georget qui semble nier les épilepsies « sympathiques » et affirmer que toute la maladie provient du cerveau. C'est lui aussi qui rejette la localisation utérine de l'hystérie et fait de toutes les formes de folie une maladie du cerveau. (p. 180). Le concept d'épilepsie sympathique disparaît au cours du XIXe siècle.

les symptômes, est comprise comme une « maladie apyrétique, chronique et intermittente du cerveau[1] » qui répond à d'innombrables causes souvent associées[2].

Une névrose. Ces différents spécialistes de l'épilepsie ont tous été formés dans les hôpitaux de Paris, à Bicêtre, La Salpêtrière et Charenton, et sont tous des élèves directs (Esquirol) ou indirects de Philippe Pinel (1745-1826), le grand inspirateur (avec Xavier Bichat) d'une génération de jeunes médecins et chirurgiens qui ont fondé la médecine moderne. Dans sa *Nosographie philosophique* (1798), Philippe Pinel, à l'imitation des naturalistes, classait les maladies en 5 classes, 22 ordres et 141 genres[3]. La quatrième classe était constituée par les « *Névroses* », c'est-à-dire des troubles du « sentiment et du mouvement, sans inflammation ni lésion de structure ». Ce mot de « *névrose* » était l'adaptation par Pinel d'un mot anglais récent (1772), « *neurosis* », dont le suffixe « ose » désignait les maladies sans inflammation. C'est ainsi que l'on peut parler de névrose de la digestion : Bouvard et Pécuchet soigneront le maçon du village pour une « névrose de l'estomac[4] ». Quant à Flaubert, il notera le flou sémantique du mot : « Moi je vais pire. Ce que j'ai, je n'en sais rien, et on n'en sait rien, le mot « névrose » exprimant à la fois un ensemble de phénomènes variés et l'ignorance de messieurs les médecins...[5] »
Jusqu'à la fin du XIXe siècle, ce mot englobe tous les symptômes « nerveux » sans base organique connue. Les maladies mentales en font naturellement partie, tout comme la surdité, le tétanos ou la rage, ainsi que l'épilepsie, l'hypocondrie, l'hystérie...etc. Le sens du mot « *névrose* » évoluera très profondément au début du XXe siècle, avec Freud. Il est depuis très largement utilisé pour désigner des troubles psychiques très divers, le sujet ayant conscience du caractère morbide des symptômes par opposition

[1] Etienne Georget « Épilepsie », in *Dictionnaire de médecine ou répertoire général des sciences médicales,* t. 12, 1835, p. 172.
[2] Louis Delasiauve, *Traité de l'épilepsie*, 1854, Paris, V. Masson, p. 184-255.
[3] Philippe Hecketsweiler, *Histoire de la Médecine*, op. cit., p. 315-320.
[4] Gustave Flaubert, *Bouvard et Pécuchet*, Paris : Folio classique, p. 281.
[5] Flaubert, *Correspondance*, La Pléiade, t. IV, p. 919. (Lettre à Madame Roger des Genettes d'avril 1875).

aux « psychoses ». Ces mots ont disparu de la dernière version de la *Classification Internationale des Maladies* (CIM 10) ce qui traduit bien l'évolution des conceptions psychiatriques[1]. On sait aussi quel fut le rôle de Pinel dans la prise en charge des aliénés à l'hospice de Bicêtre d'abord, où, dit le mythe, « il libéra, les fous de leurs chaînes », puis à l'hospice de La Salpêtrière où étaient hébergées des milliers de femmes dont des centaines d'épileptiques. L'épilepsie est en effet une affection fréquente, surtout chez l'enfant et qui au XIXe siècle frappait un sujet sur 200 à l'âge du service militaire, généralement sous la forme du « *Grand mal* »[2].

Le grand mal. C'est une maladie « tellement extraordinaire », écrit Esquirol, le fondateur de l'aliénisme en France, « tellement au-dessus de toute intelligence et de toute explication relativement à ses causes et à ses symptômes que les anciens ont cru qu'elle dépendait du courroux des dieux ». On l'appelait sous de multiples noms, en particulier : « maladie sacrée, mal comitial, mal caduc, haut mal… »

Elle est parfaitement décrite par Achille Foville qui était alors médecin à Rouen[3] : « Un homme semblait jouir de tous les attributs d'une santé parfaite ; tout d'un coup, il pousse un cri, tombe sans connaissance ; ses muscles sont agités de mouvements convulsifs ; sa respiration embarrassée, stertoreuse, sa face livide, l'écume qui sort de la bouche et pénètre avec bruit dans la trachée semblent annoncer une asphyxie prochaine ; mais peu à peu tous ces phénomènes diminuent, ils disparaissent enfin ; et celui qui les a éprouvés reste épuisé, abattu, lourd, stupide ; mais la vie n'est plus menacée ; toutes les fonctions auront bientôt repris leur régularité accoutumée.

Cet ensemble d'accidents se reproduisant à intervalles variables, le plus souvent irréguliers, constitue la forme la plus ordinaire de

[1] Philippe Hecketsweiler, *Histoire de la Médecine*, Paris, Ellipses, 2010, p. 484-487.

[2] Etienne Georget, « Épilepsie », in *Dictionnaire de médecine ou répertoire général des sciences médicales,* t. 12, 1835, p. 173. À noter que c'est la fréquence actuelle.

[3] Achille Foville, « Épilepsie », in *Dictionnaire de médecine* et de chirurgie pratiques, t. 7, 1831, p. 412.

l'épilepsie. » À ce tableau, on ajoute souvent deux autres signes : la morsure de la langue et la perte des urines. Soulignons enfin que le malade ne conserve aucun souvenir de la crise.

Les symptômes précurseurs du Grand mal. Le plus souvent, nous dit Foville, la grande crise débute *« tout d'un coup »*. Mais, précise-t-il, le patient peut parfois sentir venir la crise « un jour ou plus avant qu'elle n'arrive » sous la forme de céphalalgies, d'irritabilité, etc. Dans les instants précédant immédiatement la crise, il peut aussi ressentir la fameuse aura epileptica : « une sensation quelconque [...] se développe tout d'un coup ». Il en existe d'innombrables variétés psychosensorielles ou motrices ; la crise peut ainsi débuter dans un membre et les convulsions y rester localisées[1].
La distinction entre ces deux types de symptômes précurseurs – à distance de la crise ou à son début – n'est pas toujours claire et leur fréquence globale est à l'époque appréciée très diversement. Georget l'estime à 5% des cas dans les formes convulsives[2]. Pour Delasiauve, dont l'ouvrage comporte une étude précise des symptômes précurseurs, leur fréquence est bien supérieure, 183 cas sur 264[3] : « Contrairement à l'opinion la plus commune, les crises avec signes avant-coureurs l'emporteraient, en fréquence, d'environ un tiers sur les invasions subites ». Ce délai, dit-il, même bref, permet à de nombreux patients de se protéger d'une chute brutale. Sur ces 264 observations les symptômes précurseurs sont constitués dans 10% des cas environ par des « étourdissements, vertiges, éblouissements », ainsi que des « visions, hallucinations et autres aberrations sensoriales ».

Le petit mal, ou vertige épileptique, et les absences. À côté de ces grandes crises convulsives de « *grand mal* », on connaît aussi une autre forme d'épilepsie dite « *vertige épileptique* » ou « *petit mal* » qui ne comporte pas de convulsions (une simple

---

[1] La survenue d'une crise motrice partielle a été décrite en 1827 par L.F. Bravais. Ultérieurement en Angleterre par Hughlings Jackson en 1868. C'est sous le nom de crise « bravais-jacksonnienne » que l'on décrit ce type de crise focale motrice.
[2] Étienne Georget, op. cit. p. 175.
[3] Louis Delasiauve, op. cit. p. 47 et ss.

contraction et quelques secousses très partielles), mais une vraie perte de connaissance, brève, parfois presque imperceptible, un « étourdissement », un « vertige » pouvant conduire à une chute sans convulsions ultérieures[1]. La durée est, selon Delasiauve de 7 à 8 secondes. Une forme minime – « *un vertige avorté* », a été décrite sous forme d'« *absences* » en 1824 par Louis Calmeil (1798-1895), lui aussi élève d'Esquirol[2].
On décrit aussi des cas où la perte de conscience peut être incomplète et où les convulsions sont de topographie et d'intensité très variables. Les spécialistes de l'époque intègrent donc bien l'idée que l'épilepsie ne se limite pas à la forme typique avec sa perte de conscience immédiate et absolue et ses convulsions. Ils mesurent bien qu'il y a en réalité toute une gamme d'épilepsies.

Le diagnostic est généralement facile. Pour Esquirol, « le caractère pathognomonique de l'épilepsie consiste dans la concomitance des convulsions, avec la perte de connaissance ». On pourrait y ajouter le caractère stéréotypé des crises. On souligne pourtant deux difficultés diagnostiques.
L'épilepsie simulée est la première. Tous les auteurs lui accordent une grande importance. Elle concerne surtout les conscrits[3], les mendiants, les collégiens. Esquirol cite le cas d'une jeune fille qui y voyait un moyen pour se marier ! Si on assiste à la crise, on peut reconnaître les critères distinctifs, en particulier pupillaires. Mais il faut surtout craindre, comme l'écrit Marc, qu'« un individu qui, pendant plusieurs années, aurait fait, pour ainsi dire,

---

[1] Étienne Georget, op. cit. p. 178.
[2] Analyse dans la bibliographie de l'article « épilepsie » de Georget du *Dictionnaire de médecine ou répertoire général des sciences médicales,* t. 12, 1835, p. 194.
Trousseau dans sa Leçon clinique sur l'épilepsie souligne l'apport de Calmeil : « A l'hospice de la Salpêtrière, M. Calmeil, avec une rare persévérance et un judicieux coup d'œil, avait vécu pendant un an dans les dortoirs d'épileptiques et avait ainsi observé plusieurs milliers d'attaques. Sa thèse n'a guère que douze ou quatorze pages : c'est un petit chef-d'œuvre ».
[3] Selon Laurent et Percy, 20% des conscrits seraient concernés (Louis Delasiauve op.cit., p. 535).

métier de simuler l'épilepsie finisse par être réellement atteint de la maladie[1] ».

L'hystérie est la deuxième difficulté. Selon Foville, « il est peu de maladies avec lesquelles l'épilepsie puisse être confondue. L'hystérie, avec laquelle elle offre peut-être le plus de ressemblance, en diffère essentiellement par l'absence de perte de connaissance durant les attaques[2] ». Pour Georget[3], l'hystérie est « presque exclusive au sexe féminin » et les « personnes un peu exercées [...] ne se trompent point... » Mais derrière le diagnostic se pose l'existence même de l'hystérie : « si la maladie qui nous occupe n'est point une affection de l'utérus, si elle n'est point exclusive au sexe féminin, si elle a son siège dans l'appareil cérébrospinal, le mot hystérie qui sert à la désigner et qui est dérivé d'ὑστέρα, matrice, n'est-il pas tout à fait impropre ? Qu'on emploie celui d'attaque de nerfs[4]. »

Les causes, les lésions et la nosologie. Parmi les causes d'épilepsie, on insiste beaucoup sur la peur, la « pléthore » et surtout l'hérédité en sachant que ce mot n'a pas la même signification qu'aujourd'hui. Il inclut alors toutes les maladies familiales y compris les maladies « *connées* », c'est-à-dire toutes les malformations congénitales.

Les recherches d'anatomie pathologique ont été décevantes nous dit Esquirol : « Avouons franchement que les travaux de l'anatomie pathologique n'ont jusqu'ici répandu aucune lumière sur le siège immédiat de l'épilepsie. Cependant il ne faut point se

---

[1] Dominique Esquirol, « Épilepsie simulée » in *Dictionnaire des sciences médicales...*, 1812-1822, Paris, Panckoucke, t. 12, p. 544.

[2] Achille Foville, « Épilepsie », in *Dictionnaire de médecine et de chirurgie pratiques*, 1829-1836, Paris, Gabon, Méquignon-Marvis, J.-B Baillière, t. 7, 1831, p. 425.

[3] Etienne Georget, « Hystérie », in *Dictionnaire de médecine ou répertoire général des sciences médicales,* 1832-1846, Paris : Bechet Jeune et Labé, t. 16, 1837, p. 180.

[4] Étienne Georget « Hystérie », *Ibid*, p. 177.

décourager[1]… » Georget confirme : « Avouons donc que nous ne savons rien de satisfaisant sur la nature de l'épilepsie[2] ».
Quant à la classification des épilepsies, elle est empreinte de la tradition hippocratique et du concept de sympathie, c'est-à-dire de relations mystérieuses entre organes. Esquirol[3] en 1815 distingue ainsi : l'épilepsie « essentielle, idiopathique » qui « a son siège » dans le cerveau ; l'épilepsie « sympathique » qui « a son siège » en dehors du cerveau[4] (appareil digestif - système sanguin - vaisseaux blancs - organes de la reproduction - organes extérieurs) ; l'épilepsie « symptomatique » qui survient concomitamment à une autre maladie comme les éruptions cutanées fébriles, correspondant alors à nos « convulsions fébriles » de l'enfant.

Le pronostic : la fréquence des crises est très variable : moins d'une par an à plusieurs par jour. Parfois, les crises se répètent sans relâche réalisant un « état de mal » généralement mortel. La mort, nous dit Georget, peut survenir au cours d'une crise[5] :
- « elle tue quelquefois dans une forte attaque » ;
- « les morts subites ne sont pas très rares pendant les violentes attaques d'épilepsie » ;
- « des épileptiques, avons-nous dit, meurent dans une violente attaque. Si l'on était appelé à temps, l'on remédierait d'abord à la congestion qui existe souvent dans le cerveau, par une large saignée… » ;

---

[1] Dominique Esquirol, « Épilepsie simulée », *Dictionnaire des sciences médicales…,* 1812-1822, Paris, Panckoucke, T 12, p. 528.
[2] Etienne Georget, « Épilepsie », in *Dictionnaire de médecine ou répertoire général des sciences médicales,* 1832-1846, Paris Bechet Jeune et Labé, t. 12, 1835, p. 185.
[3] Jean-Dominique Esquirol, « Épilepsie », in *Dictionnaire des sciences médicales…,* 1812-1822, Paris, Panckoucke, t 12, p. 529.
[4] Il existe une discordance entre Esquirol et Georget sur ce point. Pour Georget l'épilepsie sympathique existe sans doute, mais il ne l'a jamais observée. Il parle de « cause » de l'épilepsie sympathique où Esquirol parle de « siège ». C'est une différence notable sur le plan conceptuel et s'inscrit dans une certaine modernité de Georget.
[5] Voir Étienne Georget, « Épilepsie », op. cit., pp.181, 183, 191, 197.

- « en consultant 18 observations relatives à l'épilepsie, [...] on a sur ce nombre [...] trois malades [...] mortes dans l'accès et par l'accès ».
Delasiauve précise que « beaucoup d'épileptiques succombent à des accidents imprévus : chutes, blessures, brûlures, coup de sang, etc. » Il note aussi que « la mort est souvent due à une suffocation mécanique spéciale. Atteints d'accès dans leur lit, les malades se retournent instinctivement sur le ventre ; le paroxysme les surprend dans cette position et les cloue, en quelque sorte, la face sur les oreillers ou le traversin. L'interruption de l'air ne tarde pas, si tout secours fait défaut, à provoquer l'asphyxie. On constate alors la bouffissure violacée du visage, du cou et quelquefois de la partie supérieure de la poitrine [...][1] ». Esquirol avait déjà fait ce même constat d'asphyxie positionnelle[2].

Globalement le pronostic de l'épilepsie est très médiocre.
« L'épilepsie est une des plus horribles maladies ; elle guérit rarement, et on n'est guère sûr que la guérison soit solide ; elle tue quelquefois dans une forte attaque ; elle rejette le malade de la société, et lui rend la vie insupportable ; elle finit ordinairement par dégrader et anéantir l'intelligence et les mouvements volontaires ; elle abrège la vie[3]. »
La dégradation mentale progressive est affirmée par tous les auteurs de l'époque, surtout dans le « vertige épileptique », le petit mal : « les fonctions cérébrales, les facultés intellectuelles se dégradent peu à peu. Telle est la marche de cette terrible maladie » écrit Esquirol en 1815[4].

Le traitement. « Toutes les ressources de la thérapeutique ont tour à tour été vantées pour obtenir la guérison de l'épilepsie ; les

---

[1] Louis Delasiauve, *Traité de l'épilepsie*, Paris : V. Masson, 1854.
[2] Jean-Dominique Esquirol, *Des maladies mentales considérées sous les rapports médical, hygiénique et médico-légal*, Paris, J.-B Baillière, 1838, p. 331-332.
[3] Etienne Georget, « Épilepsie », op. cit., p. 181-182.
[4] Jean-Dominique Esquirol, « Épilepsie », in *Dictionnaire des sciences médicales...*, Paris : Panckoucke, 1812-1822, T 12, p. 516.

poisons les plus violents ont été préconisés, les opérations chirurgicales les plus douloureuses...[1] »
Ces traitements sont-ils efficaces ? Certains en doutent. Esquirol qui a dirigé pendant 10 ans un service à la Salpêtrière où il y avait 339 femmes épileptiques, raconte avoir testé toute une série de procédés sur des groupes successifs de 30 épileptiques, sans aucun résultat[2]. Au milieu du XIXe siècle, la thérapeutique ne comporte encore aucune vraie nouveauté. En pratique, le traitement dépend naturellement de l'origine supposée de l'épilepsie : par exemple, une épilepsie sympathique réputée d'origine intestinale ou hépatique par exemple, sera traitée en conséquence. Pour une épilepsie essentielle, on a généralement recours aux moyens suivants : saignée et exutoires ; médicaments ; régime de vie.

La saignée et les exutoires reposent sur la vieille théorie des « *humeurs* », ces fluides qui imprègnent le corps et dont le déséquilibre est nocif : le sang, la bile, la pituite et l'atrabile. La saignée vise à en rétablir l'équilibre, ainsi qu'à purifier le sang selon l'axiome de Botal[3], le grand médecin italien de la Renaissance : « Plus on tire de l'eau croupie d'un puits, plus il en revient de bonne ; plus la nourrice est tétée par son enfant, plus elle a de lait ; le semblable en est du sang et de la saignée. » Au cours de l'épilepsie fallait-il saigner ? Souvent ? Abondamment ? Les avis divergeaient. Trousseau le grand médecin du temps n'y croyait guère, la pratiquait par tradition puis n'en parla même plus[4]. Quant aux exutoires, ils visent à soustraire les mauvaises humeurs dans une région du corps. Pour y parvenir, on pouvait ainsi créer une brûlure à la base du crâne avec un fer

[1] Etienne Georget, « Épilepsie », op. cit., p. 187.
[2] Jean-Dominique Esquirol, *Des maladies mentales considérées sous les rapports médical, hygiénique et médico-légal*, Paris : J.-B Baillière, 1838, p. 318.
[3] Cité par René Dumesnil, *Histoire illustrée de la médecine*, Paris : Plon, 1935, p. 167.
[4] Armand Trousseau, « De l'épilepsie », *Clinique médicale de l'Hôtel-Dieu*, Paris : J. B. Baillière, vol. II, 1868, p. 86-149.

incandescent comme le conseillait Celse[1] à l'époque d'Auguste ; ou à un moxa, une petite mèche incandescente ; ou même comme le conseille Ambroise Paré, poser un séton à la nuque[2], c'est-à-dire une mèche sous-cutanée. On draine ainsi des sérosités locales sans être tout à fait à l'abri d'une infection qui peut être grave.

Les médicaments utilisés sont innombrables. Tout le monde ne pouvait pas boire, comme le rapportait Celse, le « sang tout chaud des gladiateurs qu'on vient d'égorger » ; ou se procurer aisément, comme on a pu le recommander, du placenta desséché de premier-né ou de la raclure de crâne humain[3]. Au milieu du XIXe siècle, on ordonnait des « sédatifs » comme le tilleul, la fleur ou la feuille d'oranger, la valériane ; des « antispasmodiques » comme la belladone ; du quinquina ou son alcaloïde : la quinine ; des sels métalliques comme le nitrate (azotate) d'argent, etc. Plus d'une centaine de produits figurent ainsi dans l'ouvrage de Delasiauve[4].

Quant à l'hygiène, au sens large, les recommandations sont également innombrables. On discute de l'influence des bains selon leurs températures ; des changements de climats, vivement recommandés depuis Hippocrate ; des moyens d'assurer le repos de l'esprit ; de l'intérêt de la musique, des études littéraires, etc. Une chose est sûre, il faut éviter les émotions sentimentales : ni mariage, ni concubinage ; les sens doivent être au repos et l'onanisme, cette « pratique funeste qui rapproche les attaques et jette dans la démence[5] », absolument prohibé. Il vaut mieux suivre l'exemple de cette « demoiselle » dont nous parle Esquirol, qui prévenait ses accès du premier sommeil « en se

[1] Aurelius Cornelius Celsius, *Traité de médecine*, de A. C. Celse, Traduction par le Dr A. Védrènes, Paris : Masson, 1876, p. 200.
[2] Ambroise Paré, *Les œuvres d'Ambroise Paré*, Paris : Gabriel Buon, 1585, p. 389.
[3] Jean-Dominique Esquirol, « Épilepsie », in *Dictionnaire des sciences médicales...*, Paris : Panckoucke, 1812-1822, t. 12, p. 536.
[4] Louis Delasiauve, Traité de l'épilepsie, Paris : V. Masson, 1854, p. 324-417.
[5] Etienne Georget, « Épilepsie », op. cit., p. 191.

couchant très tard et en se livrant à des distractions douces et agréables avant de se coucher[1] ».

Une dimension médico-légale. Une telle maladie soulève naturellement des questions médico-légales. Legrand du Saulle (1830 – 1886), médecin aliéniste à Bicêtre puis à la Salpêtrière, également médecin du dépôt de la préfecture de police de Paris, a beaucoup étudié ce sujet, en particulier dans son *Étude médico-légale sur les épileptiques* (1877). Il illustre par un grand nombre d'observations cliniques les innombrables dimensions médico-légales : de l'homicide aux diverses répercussions sur la capacité civile, le mariage, l'héritage, la tutelle, etc. Il souligne que « l'épilepsie est une névrose écrasante » [2]!

La maladie nerveuse de Gustave Flaubert : 1844 - 1880

La première crise reconnue aurait eu lieu au tout début du mois de janvier 1844, probablement le 2 janvier, sur la route entre Pont-L'Évêque et Honfleur[3]. Gustave en fait mention dans une lettre à Louise Colet[4]. On dispose aussi d'un récit indirect de Maxime Du Camp dans ses *Souvenirs littéraires*[5]. Gustave

---

[1] Jean-Dominique Esquirol, « Épilepsie », in *Dictionnaire des sciences médicales...*, Paris : Panckoucke, 1812-1822, t. 12, p. 536.

[2] Henri Legrand du Saulle, *Étude médico-légale sur les épileptiques,* Paris : V. Adrien Delahaye, 1877, p. 218.

[3] Jean-Benoît Guinot, *Chronologie détaillée de la vie de Gustave Flaubert,* décembre 2008, sur le site : flaubert.univ-rouen.fr

[4] Flaubert, *Correspondance*, La Pléiade, t. II, p. 127. (Lettre de Gustave à Louise Colet du 2 septembre 1853).

« *Hier, nous sommes partis de Pont-l'Évêque à 8 h ½ du soir, par un temps si noir qu'on ne voyait pas les oreilles du cheval. La dernière fois que j'étais passé par là, c'était avec mon frère, en janvier 44, quand je suis tombé, comme frappé d'apoplexie, au fond du cabriolet que je conduisais et qu'il m'a cru mort pendant 10 minutes. C'était une nuit à peu près pareille. J'ai reconnu la maison où il m'a saigné, les arbres en face (et, merveilleuse harmonie des choses et des idées) à ce moment-là même, un roulier a passé aussi à ma droite, comme lorsqu'il y a dix ans bientôt, à 9 h[eures] du soir, je me suis senti emporté tout à coup dans un torrent de flammes...* ».

[5] » Maxime du Camp, *Souvenirs littéraires*, Paris : Hachette, 1892, p. 180. « *Au mois d'octobre 1843, il avait été à Pont-Audemer ; son frère Achille alla*

voyage avec son frère Achille, 31 ans, chirurgien confirmé. Ils rentrent à Rouen après avoir été visiter l'emplacement envisagé par leur père pour la construction d'un chalet à Deauville. Gustave conduit le cabriolet. La nuit est sombre. La lumière d'une auberge scintille au loin, à droite[1] ; un chariot de transport, un roulier passe ; à sa droite ou à sa gauche ? Les récits divergent[2]. Gustave a un malaise, « emporté tout à coup dans un torrent de flammes ». Il tombe au fond du cabriolet. Dans une maison, peut-être à l'auberge, Achille lui fait une saignée et le croit mort pendant 10 minutes.

On ne saurait exclure qu'avant ce début « officiel » de la maladie une crise ait eu lieu trois mois auparavant, la nuit, durant le sommeil. C'était, selon Maxime Du Camp, l'avis de Flaubert qui, « trois mois auparavant, s'était réveillé à Paris dans un état de lassitude extraordinaire qui avait, sans cause apparente, persisté toute une semaine[3] ». On a aussi envisagé qu'en 1838 un mystérieux malaise, à l'origine d'une interruption de scolarité, aurait été de nature épileptique[4-5]. Enfin Maxime Du Camp

---

l'y chercher. Ils partirent un soir ensemble dans un cabriolet que Gustave conduisait lui-même. La nuit était sombre ; aux environ de Bourg-Achard, au moment où un roulier passait à la gauche du cabriolet et que l'on apercevait au loin sur la droite la lumière d'une auberge isolée, Gustave fut abattu et tomba. Son frère le saigna sur place… » Noter l'erreur de date et de lieu.

[1] C'est le récit de Maxime Du Camp. On sait qu'au cours de l'épilepsie les stimulations lumineuses intermittentes peuvent provoquer une crise. Peut-être les secousses du cabriolet auraient-elles provoqué un phénomène analogue ?

[2] À sa droite, selon la lettre de 1853 à Louise Colet ; à sa gauche selon Du Camp. Venant de l'arrière ou de face ? Cet épisode du roulier sera présent dans les hallucinations complexes ecmnésiques de ses crises ultérieures : « *Je tiens les guides, voici le roulier, j'entends les grelots ; Ah, je vois la lanterne de l'auberge* » nous dit Maxime Du Camp décrivant les crises de Flaubert.

[3] Maxime Du Camp, *Souvenirs littéraires*, Paris : Hachette, 1892, p. 185.

[4] H. Gastaut et Y. Gastaut, « La maladie de Gustave Flaubert », *Rev.Neurol.*, Paris : Masson, 1982, 138, 6-7, p.467-492. (voir p. 485). Il est fait référence à une lettre à Ernest Chevalier de l'automne 1838 (28 octobre) qui fait état d'une période de maladie mal comprise. (Flaubert, *Correspondance*, La Pléiade, t., p. 30).

[5] Tadataka Kinoshita conteste cette interprétation : « Gustave Flaubert : écriture de l'épilepsie (1) », Site : flaubert.univ-rouen.fr. On comprend mal cependant ce qui s'est passé à l'automne 1838 concernant la santé de

précise qu'en octobre 1843, il attendait Flaubert pour la rentrée universitaire… mais on apprit par Alfred Le Poittevin qu'il était souffrant et que *« le père Flaubert ne veut rien dire »*[1].

L'évolution à court terme. La crise dans le cabriolet a dû soulever bien des interrogations dans la famille en particulier sur la chronologie exacte des faits : la chute a-t-elle précédé le malaise[2] ? Mais cet incident ne soulève probablement que peu d'inquiétude, car Flaubert est un robuste gaillard plein d'énergie : « Excès de pléthore, trop de forces, trop de vigueur » disait son père qui lui fait des saignées[3]. A l'occasion de l'une d'entre-elles, raconte Maxime Du Camp, alors que « le sang n'apparaissait pas à la veine du bras, il lui fit verser de l'eau chaude sur la main ; dans l'effarement dont on était saisi, on ne s'aperçut pas que l'eau était presque bouillante, et l'on fit à ce malheureux une brûlure du second degré dont il a cruellement souffert[4]. ».
Il repart pourtant à Paris, le 14 janvier[5], pour reprendre ses études de Droit ; mais il revient à Rouen quelques jours plus tard[6]. Il

---

Flaubert : il a été alité alors qu'il n'était plus interne au collège royal mais « externe libre ».

[1] Maxime du Camp, *Souvenirs littéraires*, Paris : Hachette, 1892, p. 177.

[2] C'est une question cruciale. Dans la *Revue des Amis de Flaubert*, en 1956, n°8, p. 51, est évoqué un article du *Miroir de l'Histoire* de janvier 1955, p. 106, qui affirme que « *L'écrivain Gustave Flaubert eut un accident à l'âge de vingt ans environ ; étant en voiture, celle-ci heurta en pleine vitesse un réverbère. Flaubert fut projeté en arrière, sa tête heurta le plancher, il perdit connaissance, et depuis ce jour eut des crises d'épilepsie avec des troubles voisins appelés migraine ophtalmique* ». L'auteur de ce texte envisage donc un traumatisme crânien avec perte de connaissance suivi d'une épilepsie post-traumatique ! La perte de conscience précède-t-elle l'accident ou en est-elle la conséquence : c'est la question première que se pose tout interne dans un service d'urgences. Dans le cas présent cette hypothèse n'est pas à retenir compte tenu de la présence d'un témoin compétent.

[3] Maxime du Camp, *Souvenirs littéraires*, Paris : Hachette, 1892, p. 180-181.

[4] On recommandait de plonger le membre dans de l'eau tiède pendant une demi-heure. On parle de manuluve. Voir article « Phlébotomie ». *Dictionnaire des sciences médicales…*, 1812-1822, Paris, Panckoucke, t. 41, p. 363-390 (voir p.371).

[5] Jean-Benoît Guinot, *Chronologie détaillée de la vie de Gustave Flaubert*, décembre 2008. Site : flaubert, univ-rouen.fr

[6] Flaubert donne de ce retour à Rouen une explication : c'était pour « *me remettre des scènes horribles dont j'avais été témoin chez Hamard* ». On sait

présente alors une nouvelle crise nerveuse[1], vraisemblablement plusieurs – « quatre dans la quinzaine suivante » précise Maxime Du Camp[2]. On n'en connaît pas les circonstances. Le diagnostic d'épilepsie est sans doute confirmé. Son père et son frère lui appliquent alors le traitement classique de cette maladie. Après cette nouvelle crise, Gustave donne de ses nouvelles à son ami Ernest Chevalier, parlant d'une « congestion au cerveau, qui est à dire comme une attaque d'apoplexie en miniature[3] » et lui

---

en effet que durant son bref séjour à Paris, la mère de son ami Émile Hamard est morte. Mais une lettre de Caroline Flaubert (Flaubert, *Correspondance*, La Pléiade, t, I, p. 202) souligne l'inquiétude de la famille sans nouvelle de Gustave depuis 48h : « *nous craignions que tu n'aies été malade, enfin, si nous n'avions pas reçu des nouvelles, tu aurais bien pu voir arriver quelqu'un de la famille.* » Cette inquiétude est vraisemblablement liée à la fois à la brûlure récente et à la crise nerveuse. Caroline Flaubert ajoute à sa lettre la phrase suivante : « *Papa a lu ta lettre et ne m'a rien dit quant à ton bras, mais voici mon ordonnance : du repos et du suif* ». C'est cette indication qui permet de situer la brûlure avant le départ à Paris. Il est probable que Gustave Flaubert revient rapidement à Rouen pour soigner cette brûlure ou parce qu'il a eu des troubles nerveux à Paris, par exemple une crise éventuellement nocturne.

[1] Par référence à une lettre d'Émile Hamard à Jules Michelet (*Bulletin Flaubert-Maupassant*, n° 27, 2012, p. 37) : « *Mon meilleur ami [...] frappé d'une maladie affreuse [...] quatre jours après la mort de ma mère* [16 janvier 1844] », on peut envisager la date du 20 janvier.

[2] Maxime Du Camp, *Souvenirs littéraires*, Paris : Hachette, 1892, p. 180.

[3] Flaubert, *Correspondance*, La Pléiade, t.I, p. 203. (Lettre du 1er février 1844 à Ernest Chevalier) : « *Mon vieil Ernest, tu as manqué, sans t'en douter, faire le deuil de l'honnête homme qui t'écrit ces lignes. Oui, l'ancien ; oui, jeune homme ; j'ai failli aller voir Pluton, Rhadamante et Minos. Je suis encore au lit, avec un séton dans le cou, ce qui est un hausse-col moins pliant encore que celui d'un officier de la garde nationale, avec force pilules, tisanes, et surtout avec ce spectre, mille fois pire que toutes les maladies du monde, qu'on appelle régime. Sache donc, cher ami, que j'ai eu une congestion au cerveau, qui est à dire comme une attaque d'apoplexie en miniature, avec accompagnement de maux de nerfs que je garde encore parce que c'est bon genre. J'ai manqué péter dans les mains de ma famille (où j'étais venu passer deux ou trois jours pour me remettre des scènes horribles dont j'avais été témoin chez Hamard). On m'a fait trois saignées en même temps et enfin j'ai rouvert l'oeil. Mon père veut me garder ici longtemps et me soigner avec attention, quoique le moral soit bon, parce que je ne sais pas ce que c'est que d'être troublé. Je suis dans un foutu état ; à la moindre sensation, tous mes nerfs tressaillent comme des cordes à violon, mes genoux, mes épaules et mon ventre tremblent comme la feuille. Enfin, c'est là la vie, sic est vita, such is*

donnant des détails sur son traitement : saignées ; sangsues ; séton à la nuque ; lavements ; multiples pilules ainsi que des infusions de feuilles d'orangers ; valériane, indigo, castoréum[1] ; régime strict, « sans viande succulente », repos, arrêt du tabac, des liqueurs et du vin[2]. C'est alors que Madame Flaubert aurait invité Maxime Du Camp auprès de son fils, insistant sur une blessure à la main[3]. Du Camp passa le mois de février 1844 dans la famille Flaubert.

Gustave était alors non seulement affecté par son « foutu état » nerveux mais aussi par sa brûlure à la main. Il portait alors le bras en écharpe[4]. La gravité de la brûlure n'était sans doute apparue que secondairement : « une brûlure augmente jusqu'au neuvième jour » disait l'adage populaire[5]. Il « en porta la cicatrice toute sa vie » précisait Du Camp. Il subit sans doute d'innombrables pansements. Trois mois plus tard, Flaubert est encore handicapé

---

life. Il est probable que je ne suis pas près de retourner à Paris, si ce n'est peut-être deux ou trois jours vers le mois d'avril, pour donner congé à mon propriétaire et régler quelques petites affaires. On me fera prendre de bonne heure cette année l'air de la mer, on me fera faire beaucoup d'exercice et surtout beaucoup de calme. Je dois joliment t'embêter, n'est-ce pas, avec le récit de mes douleurs ; mais que veux-tu ? si j'ai déjà les maladies des vieillards, il me sera bien permis de radoter comme eux. »

[1] Maxime Du Camp, *Souvenirs littéraires*, Paris : Hachette, 1892, p. 181.

[2] Flaubert, *Correspondance*, La Pléiade, t.I, p. 204. (Lettre du 9 février 1844 à Ernest Chevalier) : « *Oui, mon vieux, j'ai un séton qui coule et me démange, qui me tient le cou raide et m'agace au point que j'en ai des suées. On me purge, on me saigne, on me met des sangsues, la bonne chère m'est interdite, le vin m'est défendu ; je suis un homme mort.... Je ribote avec l'eau de fleurs d'oranger, je me fous des bosses de pilules, je me fais socratiser par la seringue et j'ai un hausse-col sous la peau. Quelle existence voluptueuse ! Ah que je m'emmerde ! ... J'ai horriblement souffert, cher Ernest, depuis que tu ne m'as vu, et j'ai considéré combien la vie humaine était diaprée de fleurs et festonnée d'agréments. Je passerai tout l'été à la campagne, à Trouville ; je voudrais y être. Je soupire après le soleil....Sais-tu jusqu'où doit aller ma tristesse, et comprends-tu que je vive... ? La pipe, oui la pipe, oui, tu as bien lu, la pipe, cette vieille pipe : LA PIPE M'EST DÉFENDUE ! ! ! moi qui l'aimais tant, moi qui n'aimais que ça, avec le grog froid en été et le café en hiver !* »

[3] Maxime Du Camp, *Souvenirs littéraires*, Paris : Hachette, 1892, p. 176.

[4] Maxime Du Camp, *Souvenirs littéraires*, Paris : Hachette, 1892, p. 180.

[5] Petit, « Brûlure », *Dictionnaire des sciences médicales...*, 1812-1822, Paris, Panckoucke, t. 3, p. 327.

dans les gestes du quotidien : « ce matin je me suis fait la barbe avec ma main droite quoique le séton me tiraillant et la main ne pouvant se plier j'aie eu quelque mal[1]. » Il a certainement une gêne pour écrire. Un an plus tard, il écrit à son ami Emmanuel Vasse : « J'ai failli avoir la main droite emportée par une brûlure et j'en conserve encore une large cicatrice rouge[2]. » Trois ans plus tard à Louise Colet : « La main que j'ai brûlée et dont la peau est plissée comme celle d'une momie, est plus insensible que l'autre au froid et au chaud[3]. »
Une brûlure aussi grave provoquée par de l'eau chaude chez un sujet jeune et conscient laisse interrogatif. Nous y reviendrons. Ne fut-elle pas, non pas un accident iatrogène, mais domestique ? Flaubert n'est-il pas tombé près du feu au cours d'une crise ? On était alors en janvier. Soulignons que tous les articles médicaux du temps soulignent les risques de brûlures accidentelles au cours de l'épilepsie. Notons aussi le commentaire de Du Camp sur son séjour à l'Hôtel-Dieu de Rouen : « Autour de lui [Gustave], on était assombri, sur le qui-vive, et on le laissait seul le moins possible[4] ».

Un drame. À la fin du mois de janvier 1844, après la deuxième « crise nerveuse », le diagnostic d'épilepsie a certainement été porté par les deux médecins de la famille ; ils le gardèrent peut-être pour eux. C'était naturellement un drame. Maxime Du Camp qui a passé le mois de février à Rouen, raconte que « le père Flaubert était sous le poids d'une oppression morale dont les traces se lisaient sur son visage. Il y avait en lui de l'humiliation, du désespoir et une sorte de résignation en présence d'une force majeure qu'il ne pouvait maîtriser. Sa science restait paralysée et son amour paternel souffrait de l'impuissance de l'art. Le mal sacré [...] avait frappé Gustave et l'avait terrassé. Ce pauvre géant supportait ce désastre

[1] Flaubert, *Correspondance*, La Pléiade, t. I p. 206. (Le Tréport, 26 avril 1844, lettre à son frère Achille).
[2] Flaubert, *Correspondance*, La Pléiade, t. I p. 213. (Rouen, janvier 1845, lettre à Emmanuel Vasse).
[3] Flaubert, *Correspondance*, La Pléiade, t. I p. 449. (Croisset, 13 avril 1847, Lettre à Louise Colet).
[4] Maxime Du Camp, *Souvenirs littéraires*, Paris : Hachette, 1892, p. 178.

avec quelque philosophie. Il s'essayait à rire, à faire des plaisanteries, à rassurer ceux qui l'entouraient ; mais il oubliait son rôle, il laissait retomber sa tête et il n'était point difficile de comprendre de quelles pensées il était obsédé[1] ».

En imaginant les pensées du père Flaubert, la première question qui lui vient sans doute à l'esprit est celle du « *pourquoi* » ; pourquoi Gustave ? Il s'interroge sans relâche ; il interroge ses souvenirs, son expérience ; il relit ses livres. Il a compris que Gustave a une épilepsie ; mais c'est une forme particulière d'épilepsie ! Ce n'est pas le « grand mal » ordinaire, le mal « caduc » qu'il a vu des dizaines ou des centaines de fois dans la rue ou à l'hôpital, à Paris ou à Rouen. Mais, c'est une forme très voisine puisque la crise peut comporter des convulsions et une perte de conscience, association qu'Esquirol considérait déjà comme « pathognomonique », trente ans auparavant !
Alors pourquoi Gustave ? L'hérédité ? Peut-être ! On le sait, ça peut sauter les générations ; et c'est tellement incompréhensible ! N'avait-il pas eu lui-même une phtisie avant de s'installer à Rouen ? Il y aurait-il un lien ? Une anomalie, un accident naissance ? Des vers dans l'intestin ? La pléthore ? La vie parisienne ? L'onanisme ? Si, comme on le dit partout, la cause principale de la maladie est une frayeur, la rencontre dans la nuit avec un roulier sur la route entre Pont-L'Évêque et Honfleur a-t-elle pu effrayer Gustave[2] ? N'est-ce pas surtout cette bêtise de Gustave qui s'amusait à faire le pitre et à simuler un mendiant épileptique, alors que, comme l'avait écrit Charles Chrétien Marc qui venait de mourir (1771-1841) et avait été le médecin personnel du roi Louis-Philippe, une telle simulation pouvait à la

[1] Maxime Du Camp, *Souvenirs littéraires*, Paris : Hachette, 1892, p. 179.
[2] On retrouve dans *Un cœur simple* un épisode analogue quand Félicité est blessée par le postillon d'une malle poste déboulant au grand galop dans une descente entre Pont-L'Evêque et Honfleur. Dans sa thèse, Pierre Gallet situe ce lieu *« entre la 'Porte rouge' et le lieu-dit 'Les Rots' »* deux lieux-dits toujours notés sur les cartes routières. Il postule que cette localisation est aussi celle où Gustave a eu sa première crise.

longue produire la maladie[1] ? Et pourtant se rappelle le père Flaubert, je le lui avais interdit[2] ! Ou encore, est-ce un coup ancien sur le crâne au cours d'un exercice physique ? Gustave ne se méfiait de rien ! Ou peut-être même cette vie à l'Hôtel-Dieu, si proche des malades et des cadavres ? Legrand du Saulle, psychiatre hospitalier du milieu du XIXe siècle, qui fut interne à Rouen en 1851 dans le service de Bénédict Morel, ne rapportera-t-il pas « huit observations d'enfants devenus épileptiques à la vue d'un cadavre »[3] ?

Achille Cléophas le sait bien : il n'y a pas de traitement efficace de l'épilepsie. On a essayé tous les remèdes ; les chirurgiens s'y sont mis : on a fait des trépanations, des castrations, etc. Rien ne marche ! Les maisons d'aliénés sont pleines de vieux épileptiques, même si, depuis Esquirol, on veut les isoler des autres aliénés. À Rouen, ils sont un peu partout : à l'Hôpital général, dans des dépôts de mendicité, et surtout de l'autre côté de la Seine, à l'asile de Saint-Yon où il existe un service pour épileptiques. Peut-être le père Flaubert interroge-t-il des collègues de l'École de médecine de Rouen, dont il avait été directeur, comme Maximilien Parchappe (1800-1866) qui avait étudié la médecine à Rouen et dirigeait alors l'Hospice des aliénés ; il venait de publier, à Rouen, ses « *Recherches statistiques sur les causes de l'aliénation mentale* », y intégrant la « folie épileptique[4] » ? Ou même s'adresse-t-il à son élève et ami Jules Cloquet qui avait connu longuement Gustave lors d'un voyage en Corse quelques années auparavant ?

Le père Flaubert comprend aussi la dimension médico-légale de la maladie ; il connaît les questions qu'elle peut engager sous

[1] Charles Marc, « Épilepsie simulée », in *Dictionnaire des sciences médicales…*, Paris : Panckoucke, 1812-1822, t. 12, p. 544.
[2] C'est ce qu'affirment H. et Y. Gastaut d'après une lettre à Louise Colet du 8 octobre 1846, mais sans indication claire quant à la date de cette interdiction comme le souligne T. Kinoshita (cf note supra).
[3] Paul Savy, *Traité de thérapeutique clinique*, Paris : Masson, 1940, t. II, p. 1769.
[4] Maximilien Parchappe, *Recherches statistiques sur les causes de l'aliénation mentale,* Rouen : D. Brière, 1839.

l'angle de la responsabilité, des contrats, des testaments… du mariage[1]. Il lit et relit sans doute l'article de Fodéré sur le mariage dans le *Dictionnaire encyclopédique des sciences médicales* qui est dans sa bibliothèque. Il peut y lire une réponse (positive) à la question « Si les gens de lettres doivent se marier ? »[2]. Il peut y lire aussi la liste des « principales maladies qui doivent absolument faire exclure du mariage » : « 1° les divers degrés d'imbécillité […] ; 2° l'épilepsie […qui] s'exaspère souvent par les plaisirs de l'amour ; finit par dégénérer en manie, en démence ou en apoplexie ; passe de génération en génération […] ; 3° la phtisie pulmonaire […] ; 4° la syphilis […] ; 5° la lèpre […] ».

Un siècle plus tard, en 1940, dans le grand *Traité de Thérapeutique* de Paul Savy[3], on pouvait lire : « le mariage est interdit à tout sujet atteint du mal comitial […] même sous leur forme larvée […] » compte tenu des « dangers de la procréation » et de « la possibilité de tares nerveuses chez les descendants ». La question du célibat de Flaubert pose plusieurs questions : Est-ce qu'il « refuse le mariage parce qu'il ne veut pas endosser le costume de bourgeois » comme l'écrit Gisèle Séginger et ne se consacrer qu'à l'Art[4] ? Est-ce, informé par son père et ses lectures médicales, qu'il mesure le risque pour son éventuelle descendance? N'oublions pas son angoisse quand il crut que Louise Colet était enceinte ? Avec ce qu'il sait, il ne peut pas fonder une famille et il se contente de l'affection de sa nièce orpheline qu'il élèvera avec sa mère pendant 20 ans, quasiment sa fille.

Quoi qu'il en soit, Gustave doit changer de vie : le plein air, le calme, des exercices modérés, des tisanes, pas de tabac… Mais, les études ? la vie active ? Tout cela, maintenant, n'est-ce pas fini pour Gustave ? Peut-être, faudrait-il même s'installer au grand

---

[1] Louis Delasiauve, *Traité de l'épilepsie*, Paris : V. Masson, 1854, p. 481-535.

[2] François Emmanuel Fodéré, « Mariage », in *Dictionnaire des sciences médicales…*, Paris : Panckoucke, 1812-1822, t. 31, p. 30.

[3] Paul Savy, *Traité de thérapeutique clinique*, Paris : Masson, 1940, t. II, p. 1769.

[4] Gisèle Séginger, « Flaubert est un homme siècle, Entretien », in Gustave Flaubert, Paris, *Le Monde* hors-série, décembre 2021, p.67.

air, à Croisset par exemple, dans cette propriété en bord de Seine que l'on pourrait bientôt acquérir[1] ?

Une maladie secrète. Face à la maladie de Gustave, inapparente en dehors des crises, que dire aux uns et aux autres ? Quelle attitude faut-il adopter ? Comme l'écrit Esquirol, le maître incontesté, « il faut dissiper la fausse honte qui poursuit ces infortunés et les préjugés qui les font regarder avec une sorte d'effroi », notant cependant, quelques lignes plus loin, que « la vue d'un accès épileptique suffit pour rendre épileptique une personne bien portante[2] ». N'est-ce pas en effet la plus « horrible » des maladies[3] ? N'est-elle pas aussi, pour une bonne part, héréditaire ? Certes, à l'Hôtel-Dieu de Rouen, ces infortunés on les connaît ! Mais comment vivre avec cette tare dans une famille aussi respectable et reconnue que la famille Flaubert ? Il faut garder le silence. C'est la « vie privée » dirait-on aujourd'hui. Il faut respecter aussi le « secret médical » dont on dira bientôt qu'il est la « sauvegarde de l'honneur et de l'intérêt des familles »[4]. Il faut donc bannir le mot « épilepsie ». On ne parlera donc que de « crises nerveuses » … On contourne ainsi le mot « épilepsie », comme naguère encore les cancers n'étaient que de « longues maladies ». Legrand du Saulle affirme que « le monde est bien loin de soupçonner tout ce qu'il y a d'humiliations et de douleurs dans une maison qu'habite l'épilepsie. » De nombreuses femmes le disent : « Je suis prête à tout souffrir pourvu que l'on ne sache pas que mon mari tombe du *haut mal*[5]».

Une lente amélioration. Les crises sont alors assez fréquentes : si on se réfère à un article essentiel, celui d'Henri et

---

[1] Maxime Du Camp raconte dans ses *Souvenirs littéraires* avoir visité cette maison en avril 1844 avec Gustave Flaubert.

[2] Jean-Dominique Esquirol, « Épilepsie », *in Dictionnaire des sciences médicales…,* Paris : Panckoucke, 1812-1822, t. 12, p. 536.

[3] Etienne Georget « Épilepsie », *in Dictionnaire de médecine ou répertoire général des sciences médicales,* t. 12, 1835, p. 191.

[4] Paul Brouardel, *Le secret médical*, Paris : J.-B. Baillière, 1887.

[5] Henri Legrand du Saulle, *Étude médico-légale sur les épileptiques,* Paris : V. Adrien Delahaye, 1877, p. 218-219.

d'Yvette Gastaut, grands spécialistes mondiaux de l'épilepsie, publié en 1982, Flaubert a présenté au cours de sa vie plusieurs milliers de crises y compris la nuit : « plusieurs dizaines de crises Grand Mal, plusieurs centaines de crises partielles à séméiologie complexe et plusieurs milliers de crises à séméiologie élémentaire, pendant environ trois années[1]. » Puis leur fréquence s'estompa.

La correspondance en atteste : toutes les lettres de 1844 font état de la maladie et de sa lente évolution. En juin, dans une lettre à Ernest Chevallier, Flaubert écrit : « Il ne se passe pas de jour sans que je ne voie de temps à autre passer devant mes yeux comme des paquets de cheveux ou des feux du Bengale. Cela dure plus ou moins longtemps. Néanmoins ma dernière grande crise a été plus légère que les autres. Je possède toujours mon séton[2]. »
On lui pose des sangsues ; il s'ennuie ; sans tabac avec ses tisanes[3]. En juillet, il écrit[4] : « Ma santé n'est pas mauvaise, mais tout cela est si long à se guérir ! J'ai été si étrillé que je serai longtemps encore avant d'être quitte. » Une lettre de Maxime Du Camp nous apprend l'ablation du séton qui avait donc été laissé en place pendant environ cinq mois[5]. En novembre 1844[6] :

---

[1] H. Gastaut et Y. Gastaut, « La maladie de Gustave Flaubert », *Rev.Neurol.*, Paris : Masson, 1982, 138, 6-7, p.467-492. (voir p. 490).
[2] Flaubert, *Correspondance*, La Pléiade, t. I p. 207. (Lettre à Ernest Chevalier du 7 juin 1844, Rouen).
[3] Flaubert, *Correspondance*, La Pléiade, t. I p. 208. (Lettre à Louis de Cormenin, du 7 juin 1844, Rouen).
[4] Flaubert, *Correspondance*, La Pléiade, t. I p. 211. (Lettre à Ernest Chevalier de Croisser en juillet 1844).
[5] Flaubert, *Correspondance*, La Pléiade, t. I p. 791. (Lettre de Maxime Du Camp, Constantinople le 14 juillet 1844). « *Je vois avec grand contentement [...] que tu es délivré de ton infernal séton et de tes frictions mercurielles, c'est un commencement et ma bague a pu reparaître à ton doigt* ». La référence à des frictions mercurielles est difficile à comprendre ; c'est un traitement appliqué non seulement dans la syphilis mais dans diverses maladies cutanées. La bague de Flaubert lui a été offerte par Maxime Du Camp. On peut comprendre que la brûlure de la main est bien cicatrisée.
[6] Flaubert, *Correspondance*, La Pléiade, t. I, p. 212. (Lettre de Croisset à Ernest Chevalier du 11 novembre 1844).

« C'est toujours la même histoire : ni mieux, ni pis, ni pis, ni mieux. » En janvier 1845[1], soit un an après la première crise : « Quant à ma santé, elle est en somme meilleure ; mais la guérison est si lente à venir, dans ces diables de maladies nerveuses, qu'elle est presque imperceptible. » En avril 1845 : « Ma santé physique et morale est assez bonne[2]. » En mai 1845[3], après un voyage familial en Italie : « J'ai eu dans notre voyage encore deux crises nerveuses ». En août 1845[4], un nouvel équilibre s'est installé : « Je vis d'une façon réglée, calme, régulière. [...] Ma santé n'est ni pire ni meilleure. C'est long, long, bien long, pauvre vieux, non pas pour moi mais pour les miens, pour ma mère que cette maladie use lentement et rend plus malade que moi. Ah ! cher ami, la maison n'est plus gaie comme par le passé, ma sœur est mariée, mes parents se font vieux et moi aussi, tout cela use ! On y blaguait bien à ce bon Hôtel-Dieu ! » En septembre 1845[5], le moral n'est pas bon comme l'atteste cette lettre : « Malade, irrité, en proie mille fois par jour à des moments d'une angoisse atroce, sans femmes, sans vin, sans aucun des grelots d'ici-bas, je continue mon œuvre lente [...] Je n'étais pas comme cela autrefois. »

Vers une guérison ? Au cours des années suivantes, la fréquence des crises semble s'estomper[6] : trois crises connues en 1847 : à Paris, chez Maxime Du Camp[7], puis à Tours[1] et

---

[1] Flaubert, *Correspondance*, La Pléiade, t. I, p. 213. (Lettre de Rouen à Emmanuel Vasse de janvier 1845)

[2] Flaubert, *Correspondance*, La Pléiade, t. I, p. 222. (Lettre de Nogent-sur-Seine à Alfred Le Poittevin du 2 avril 1845).

[3] Flaubert, *Correspondance*, La Pléiade, t. I, p. 237. (Lettre de Croisset à Ernest Chevalier du 15 juin 1845)

[4] Flaubert, *Correspondance*, La Pléiade, t. I, p. 237. (Lettre de Croisset à Ernest Chevalier du 13 août 1845).

[5] Flaubert, *Correspondance*, La Pléiade, t. I, p. 250. (Lettre à Alfred Le Poittevin du 16 septembre 1845).

[6] Yvan Leclerc, Document établi en février 2014 pour une communication au Musée Flaubert et d'histoire de la médecine à Rouen sur les maladies de Flaubert.

[7] Flaubert, *Correspondance*, La Pléiade, t. I, p. 824. (Lettre de Maxime Du Camp à Louise Colet du 21 février 1847 faisant état d'une crise le 19 février 1847 chez Maxime Du Camp.

Croisset[2]. En janvier 1848[3], Flaubert écrit à Louise Colet : « Quant à moi mes nerfs ne vont pas mieux. Je m'attends d'un jour à l'autre à avoir quelque attaque assez grave, car voilà quatre mois révolus que je n'en ai pas eu, ce qui est, depuis un an, le délai habituel. » Puis, en 1850, on peut identifier une crise en Orient, entre le Caire et Alexandrie[4], et, en 1852, une crise en présence de Louise Colet[5]. Pour les années suivantes, on n'a pas la notion de nouvelles crises. Peut-être une accalmie s'installe-t-elle ? Dans une lettre à une confidente, Gustave Flaubert fait état d'une maladie qui a duré dix ans[6] ». Mais on ne sait pas, comme l'écrit Pierre Gallet dans sa thèse, ce qui a pu se passer « derrière les murs impénétrables de Croisset » : « Combien de crises eurent-elles pour seuls témoins les trois muettes du sérail, sa mère, sa nièce et sa servante[7] ? »

Il semble cependant probable qu'il y eut une période d'accalmie comme le suggère un courrier de son frère Achille au docteur Cloquet à la suite d'une chute survenue à Paris en 1860[8] : « Est-il bien réel que les accidents épileptiformes soient revenus ? Ce serait désolant après une guérison apparente aussi prolongée. » Ultérieurement, on peut penser que des crises se sont reproduites sans que nous en ayons une claire démonstration : en 1876, il fait

---

[1] Maxime Du Camp, *Souvenirs littéraires*, t. I, p. 35, correspondant à la crise du 4-5 mai 1847 à Tours.

[2] Flaubert, *Correspondance*, La Pléiade, t. I, p. 473. (Lettre de Croisset à Louise Colet du 23 septembre 1847 évoquant la crise de mi-septembre 1847).

[3] Flaubert, *Correspondance*, La Pléiade, t. I, p 471. (Lettre à Louise Colet de janvier 1848).

[4] Flaubert, *Voyage en Orient* (Folio Classique), p. 226. (Crise le 2 juillet 1850 en Égypte)

[5] Flaubert, *Correspondance,* La Pléiade, t. II, p. 891-892. (Louise Colet, *Memento,* 15 aout 1852). (Crise le 15 août 1852 à Paris, à l'hôtel).

[6] Flaubert, *Correspondance*, La Pléiade, t. II, p. 1857. (Lettre à Marie-Sophie Leroyer de Chantepie du 30 mars 1857).

[7] Pierre Gallet, « *Quel diagnostic aurions-nous fait si nous avions soigné Flaubert ?* », Thèse pour le doctorat en médecine, 21 décembre 1960, Faculté de médecine de Paris.

[8] Lettre d'Achille Flaubert à Jules Cloquet du 17 janvier 1860 (*Correspondance*., t. III, p. 1078).

état de « vertiges nerveux »[1] ; en 1879 d'un « état nerveux et mental qui [lui] a fait peur[2] ».
Mais il faut aussi tenir compte de la gravité des crises. Seules les plus graves sont parfois connues. Par exemple, quand en 1848, il écrit s'attendre à une attaque prochaine, il parle d'une attaque « assez grave ». Les autres ne semblent pas compter. Les crises étaient en effet soit de petites crises, très nombreuses, un temps pluriquotidiennes, marquées par des phosphènes – « j'ai une flamme dans l'œil gauche » ; soit des crises plus intenses et prolongées comportant de véritables hallucinations ; soit de grandes crises, assez peu fréquentes, avec convulsions, perte de conscience, coma et, noté par Louise Colet, un symptôme post-critique classique : les vomissements. Dans les récits de Flaubert, la dimension visuelle des crises est évoquée à de multiples reprises : « feux de Bengale » ; « paquets de cheveux » ; « bougies » ; « feu d'artifice » ; « cent mille images » ; « flammes » ; « couleur d'or » ; « globules couleur de feu », etc.

Les grandes crises de Flaubert débutaient par des manifestations sensorielles qui lui permettaient généralement de s'étendre pour éviter une chute brutale. On sait que Flaubert a chuté dans la rue, au moins une fois, en janvier 1860[3]. « Il ne sortait qu'en voiture » écrit Maxime Du Camp[4]. Il évitait de marcher : « la marche est délétère… il ne se sentait en sécurité que dans les appartements. » Peut-être avait-il de véritables signes annonciateurs qui, survenant quelques heures ou quelques jours avant une crise éventuelle, pouvaient peser sur son emploi du temps. Le récit de sa dernière crise est très évocateur : il sent venir la crise et se réjouit qu'elle ne survienne pas le lendemain, au moment où il aurait dû être dans le train pour Paris.

---

[1] Flaubert, *Correspondance*, La Pléiade, t. V, p. 159). (Lettre à Edmond de Goncourt du 31 décembre 1876.

[2] Flaubert, *Correspondance*, La Pléiade, t. V, p. 505.(Lettre à sa nièce Caroline du 21 janvier 1879).

[3] Flaubert, *Correspondance*, La Pléiade, t. III, p. 75 (Lettre aux frères Goncourt du 24 janvier 1860).

[4] Maxime Du Camp, *Souvenirs littéraires*, t. I, p. 182.

Durant toutes ces années, les remèdes ont sans doute été la belladone dont Trousseau vantait l'utilité[1] et la quinine (Bretonneau à Tours en prescrira en 1847 de fortes doses). Flaubert écrit ainsi à Louise Colet : « Je consomme plus de quinine que de rhum. »[2] Dans les années suivantes, Flaubert eut recours au bromure, dont l'activité avait été découverte en 1851 mais guère diffusée. Comme nous le verrons, il eut à en subir les effets secondaires.

Le progrès des connaissances

Depuis le milieu du XIXe siècle, la connaissance de l'épilepsie a naturellement beaucoup évolué et permet d'envisager aujourd'hui la maladie nerveuse de Flaubert avec une certaine précision. On peut schématiquement isoler plusieurs grandes avancées scientifiques.

Les aires cérébrales. La première avancée fut la démonstration progressive du concept d'aires cérébrales. Gall, le promoteur de la cranioscopie (1808) devenue la phrénologie avait diffusé l'idée que le cerveau était comme la juxtaposition d'organes différents ayant des fonctions différentes ; plus tard, Charcot parlera d'une « fédération d'organes ». La première démonstration d'une localisation cérébrale ne fut apportée qu'en 1861 par Paul Broca, le chirurgien fondateur de l'anthropologie : il découvrit, par l'autopsie d'un malade, une zone spécifique pour le langage située dans l'hémisphère cérébral gauche. Chez l'animal, puis chez l'homme, on put ensuite démontrer l'existence de territoires cérébraux spécialisés pour la motricité, la sensibilité, le langage, les sens (vision, audition, olfaction…), etc.

---

[1] Armand Trousseau, « De l'épilepsie », *Clinique médicale de l'Hôtel-Dieu*, Paris : J.-B. Baillière, vol. II, 1868, p. 86-149 (voir p. 145-147).

[2] Flaubert, *Correspondance*, La Pléiade, t. I, p. 484. (Lettre de Croisset à Louise Colet du 14 novembre 1847).

Une décharge électrique. L'hypothèse que l'activité nerveuse correspondait à un phénomène électrique et qu'une crise épileptique pouvait correspondre à une décharge électrique dans le cerveau remontait à la fin du XVIIIe siècle. Galvani avait stimulé des nerfs de grenouilles avec une pile électrique et Georges Cabanis, l'auteur d'un célèbre ouvrage médical de 1802, *Rapport du physique et du moral de l'homme*, philosophe idéologue, y adhérait pleinement. Au XIXe siècle, on avait largement utilisé l'électricité pour étudier le fonctionnement neuro-cérébral. Mais ce ne fut qu'à partir des années 1875 avec Hughlings Jackson, un neurologue anglais, que s'affirma progressivement une théorie électrique de l'épilepsie[1]. À partir de 1930, on parvint à enregistrer l'activité électrique du cerveau avec des électrodes posées sur le scalp. Mais l'électro-encéphalographie n'est entrée dans la pratique courante qu'au lendemain de la dernière guerre. Elle a depuis rapidement et profondément bouleversé nos connaissances. Dans les années 1950, trois centres spécialisés ont acquis une grande notoriété : Marseille, Chicago et surtout Montréal autour de Wilder Penfield, un neurochirurgien qui écrira : « Je suis un explorateur [...]. J'ai utilisé un scalpel et une petite électrode pour explorer et cartographier le cerveau humain [...]. J'ai constaté que la stimulation du cerveau ouvert d'un patient conscient[2] par un faible courant électrique lui permettait de me dire ce qu'il ressentait ou voyait et nous pouvions ainsi isoler la lésion cérébrale. À partir de ces connaissances, j'ai élaboré des traitements [chirurgicaux] de l'épilepsie[3]. »

Une classification complexe. C'est en croisant l'observation clinique des malades, l'anatomie du cerveau et les enregistrements électriques, que l'on est parvenu à dissocier le champ de la vieille épilepsie, à intégrer l'idée que les crises épileptiques ne sont que la traduction de multiples maladies sous-jacentes, de multiples épilepsies qu'il fallait tenter de classer.

---

[1] E.H. Reynolds, *Todd, Hughlings Jackson, and the electrical basis of epilepsy,* The Lancet, 2001, vol. 358, p. 575-577.
[2] Le tissu cérébral n'est pas sensible à la douleur.
[3] Michel Weber, Histoire de la chirurgie de l'épilepsie: des origines au MNI (Montreal Neurological Institute), in *Épilepsies* 2007; 19 (2): 91-95.

Henri Gastaut, dans le cadre de l'OMS et de la Ligue Internationale contre l'épilepsie (ILAE) y contribua largement[1].

La classification des crises repose sur des données cliniques et électro-physiologiques. La *summa divisio* oppose :
1) les crises « généralisées » classiques : « grand mal », « petit mal » ou « absences » qui comportent toujours une perte de conscience et impliquent les deux hémisphères du cerveau.
2) les crises « partielles » ou « focales » qui n'affectent qu'un territoire limité du cerveau mais peuvent s'étendre vers des territoires voisins ou même diffuser plus largement, se généraliser et produire une perturbation de la conscience (crises focales complexes).
À chaque territoire correspond un type de crise : au territoire de la motricité correspondent les crises motrices dites « bravais-jacksonienne » avec des convulsions localisées à une partie du corps ; aux territoires sensoriels correspondent des crises marquées par des troubles visuels, auditifs ou olfactifs, etc. À un territoire situé au centre du cerveau, le « grand lobe limbique » décrit par Paul Broca vers 1880[2] (schématiquement les structures corticales de la face interne de l'hémisphère et particulièrement du lobe temporal), correspondent des perturbations de la conscience associées à divers symptômes : troubles de la mémoire (par exemple une sensation de déjà vu ou vécu) ; automatisme moteur (par exemple agripper des objets) ; perturbation instinctive ou affective (par exemple sentiment de peur) ; hallucinations visuelles, auditives ou tactiles… ; manifestations végétatives (par exemple oppression, vomissements). Ce tableau de « crise psychomotrice » a été progressivement dénommé « épilepsie temporale » (Penfield, Montréal, 1954).

---

[1] Cet effort de clarification est coordonné au niveau international par la Ligue Internationale contre l'épilepsie (ILAE) dont la présidence fut assurée par Henri Gastaut de 1953 à 1973. La première classification a été réalisée en 1960 et actualisée à plusieurs reprises dont en 2005-2009. Voir le site de la Ligue française contre l'épilepsie.

[2] Ce territoire a pu être défini sur des arguments d'anatomie comparée et d'embryologie.

La classification des épilepsies repose non seulement sur la séméiologie des crises mais aussi sur d'autres paramètres, en particulier l'âge. On a ainsi identifié une cinquantaine d'ensembles (syndromes ou maladies) dont on connaît parfois l'origine : par exemple une anomalie structurelle (tumeur...) ou génétique. Depuis une quinzaine d'années, on a identifié l'« Épilepsie temporale mésiale avec sclérose hippocampique » qui est fréquente et pourrait être consécutive à divers accidents de la toute petite enfance, suivis d'une longue phase de latence. Cette complexification progressive de l'épilepsie, la diversification des techniques d'étude, les progrès thérapeutiques y compris chirurgicaux ont conduit à la création de structures spécialisées et à l'identification d'une nouvelle discipline médicale en plein essor : l'Épileptologie.

Les troubles psychopathologiques de l'épilepsie. Depuis une cinquantaine d'années, notamment à la suite d'un colloque à Marseille en 1956, on s'est penché sur les troubles psychopathologiques de l'épilepsie. La séparation depuis la fin du XIXe siècle entre la psychiatrie et la neurologie n'a pas favorisé de telles études. Mais, on le sait aujourd'hui, on observe au cours de l'épilepsie de nombreux troubles mentaux. Un article récent (2008), fondé sur de vastes études épidémiologiques, le démontre. Ces troubles appartiennent à quatre registres[1].

- *Les Troubles dépressifs*. Leur incidence est élevée, en particulier au cours des épilepsies temporales. Ils peuvent survenir avant le déclenchement d'une crise. Un tableau particulier de durée brève (« quelques heures à plusieurs jours ») a été décrit sous le terme de « interictal dysphorique disorder ». Il est constitué par « une humeur dépressive, une perte de l'élan vital (anergie), une anxiété, un sentiment de peur et des périodes d'euphorie. Dans les formes les plus sévères on retrouve les idées suicidaires [...], des symptômes de type hallucination, idées délirantes [...], des symptômes somatoformes ».
- *Les Troubles névrotiques*. La fréquence des troubles névrotiques est également élevée avec phobies, troubles obsessionnels

[1] Thomas Will, « Troubles psychiatriques chez des patients épileptiques et leurs traitements », *Epileptologie* 2008 ; 25 : 2-9.

ou paniques. Une symptomatologie anxieuse fait partie de l'aura des crises temporales.
- *Les Troubles de la personnalité*. Décrit en anglais sous le nom d'« *Interictal behavior syndrôme* », ce tableau est surtout fréquent dans les épilepsies du lobe temporal. Il comporte : « des accès de colère, des fluctuations importantes de l'humeur, une viscosité relationnelle, une difficulté pour se déterminer, des troubles sexuels et une hypergraphie ».
- *Les Troubles psychotiques*. La fréquence en est élevée : « le risque de développer une psychose est de 6 à 12 fois plus important que dans la population générale » avec souvent des hallucinations [...], des idées délirantes, un retrait social, un ralentissement idéomoteur ou une agitation anormale ; ces symptômes peuvent faire partie d'une crise d'épilepsie (*aura*) ou survenir à distance.

On doit naturellement s'interroger si une part au moins de ces troubles psychopathologiques ne serait pas d'origine iatrogène, c'est-à-dire consécutif aux traitements ? Ce fut probablement le cas chez Flaubert comme nous l'envisagerons ultérieurement.

La fin de l'hystérie. L'hystérie, qui présente avec l'épilepsie certaines analogies, est un concept antique. On pensait que l'utérus était un organe mobile qui, en dehors de la grossesse, pouvait circuler dans le corps y compris dans la tête et provoquer des troubles divers. Pour guérir la malade, il fallait chasser l'utérus de la tête, par de mauvaises odeurs dans les narines, et l'attirer vers le bas ventre par des fumigations adaptées. À partir du XVIIe siècle, on a évoqué une origine non pas utérine mais cérébrale de l'hystérie qui sera classée par Pinel parmi les « *névroses génitales* » de la femme, à côté de la nymphomanie. Le débat s'est poursuivi longtemps compte tenu de la très grande diversité des symptômes, souvent communs avec l' « hypocondrie », le plus classique étant une sensation de boule qui remonte de l'hypogastre vers le cou produisant un sentiment de strangulation. Au cours de l'hystérie, on peut observer des crises d'allure convulsive expliquant la confusion avec l'épilepsie et expliquant aussi pourquoi, dans les grands hospices, comme à la Salpêtrière, les épileptiques et les hystériques étaient réunies dans les mêmes salles.

La publication en 1859, par Pierre Briquet (1796-1881), médecin de l'hôpital de la Charité à Paris, d'un « *Traité clinique et thérapeutique de l'hystérie* », témoigne d'un tournant dans l'histoire de l'hystérie[1]. On admet à cette époque qu'il y a des hommes hystériques, que l'utérus n'est pour rien dans l'affaire et qu'il faut rechercher la cause de l'hystérie dans l'encéphale, dans sa partie « affective » et non pas « intellectuelle »[2]. C'est ce que voulut faire Charcot, en utilisant comme outil l'hypnose. Mais, abandonnant son domaine d'excellence, l'anatomo-clinique, il se laissa tromper par la gloire, par des malades volontiers simulatrices et par des collaborateurs trop heureux de plaire au maître comme Axel Munthe en a fait le récit et Léon Daudet, la caricature[3].

Après la mort de Charcot, l'hystérie se transforma, puis disparut : ses élèves parlèrent de pithiatisme. Freud transforma ce concept, inventa ceux de conversion, de dissociation sur lesquels reposent les classifications actuelles de certains troubles : « troubles dissociatifs », « troubles de conversion », « troubles somatoformes »[4]. Parmi ces troubles, figure la « Crise non épileptique psychogène[5] » qui se traduit par un tableau voisin de celui d'une épilepsie mais sans anomalie électrique décelée et qui apparaît liée à des facteurs psychologiques[6]. Les travaux modernes sur ce sujet, en particulier l'enregistrement électro-encéphalographique de longue durée et la neuro-imagerie, ne semblent pas avoir encore apporté d'explication satisfaisante sur ce type de trouble

---

[1] Paul Briquet, *Traité clinique et thérapeutique de l'hystérie*, Paris : J.-B. Baillière et fils, 1859.

[2] Mai François, « Le traité de l'hystérie de Paul Briquet », *Histoire des sciences médicales*, 1982, n° spécial 2, p. 71-73.

[3] Louise Lambrichs, *La vérité médicale*, Paris : Robert Laffont, 1993, p. 187-194 ; p. 457-463.

[4] Selma Aybek, François J.G. Vingerhoets, Monica Hubscmid, et al., L'hystérie : une entité historique, un trouble psychiatrique ou une maladie neurologique ?, *Rev. med. suisse* 2008 ; 4 : 1151-1156.

[5] Psychogénic non epileptic seizures (PNES)

[6] Alexandre Berney, *Crises non épileptiques psychogènes : le défi des troubles fonctionnels en neurologie,* Schweizer Archiv fur neurologie und Psychiatrie, 2009, 160 (8) : 347-351.

fonctionnel, cliniquement bien différent, dans la majorité des cas, d'une crise épileptique et sans réelle perte de conscience.

Les interprétations de la maladie nerveuse de Flaubert

À partir du début du XXe siècle, de nombreux travaux médicaux ont été consacrés au cas de Gustave Flaubert. C'est ainsi que le Dr Charles Binet-Sanglé a publié, dès 1900, un article sur *L'épilepsie chez Gustave Flaubert* dans *La chronique médicale*[1]. Il avait reconstitué une « histoire pathologique de Gustave Flaubert » et soulignait les caractéristiques de sa maladie épileptique, en particulier les hallucinations.
Par la suite quelques thèses furent présentées sur la maladie de Flaubert en particulier par René Dumesnil (Paris 1905, *Flaubert et la médecine*), Philibert de Lastic (Paris, 1906, *La pathologie mentale dans les œuvres de Flaubert*), Louis Jourdan (Montpellier 1922, *Essai sur la névrose de Gustave Flaubert*), André Niel (Lille, 1922, *La maladie de nerfs de Gustave Flaubert*), Édouard Allain (Paris 1928, *Le mal de Flaubert*), Jacques Brault (Bordeaux, 1932, *Considérations médicales sur la sensibilité de Flaubert*), G-H Lair, ancien étudiant de Rouen (Paris, 1944, *Flaubert, le dilettantisme médical*), Pierre Gallet également étudiant à Rouen (Paris 1960, *Quel diagnostic aurions-nous fait si nous avions soigné Flaubert* ?).
Ces thèses n'ont pas épuisé le sujet et les banques de données, par exemple celle de la Bibliothèque Interuniversitaire de Santé, font état de nombreuses publications depuis 50 ans. Parmi elles, il faut souligner celle de Benoît Barrandon en 2018[2]. On se limitera ici à rapporter quelques publications majeures.

René Dumesnil né à Rouen en juin 1879, élève à l'école de médecine de Rouen a soutenu en 1905 une thèse de médecine à la

---

[1] Charles Binet-Sanglé, L'épilepsie de Gustave Flaubert, *La chronique médicale*, 1900, 21 : 641-650.
[2] Voir la thèse du Dr Benoît Barrandon, *Vision de la médecine dans l'œuvre de Gustave Flaubert*. Médecine humaine et pathologie. Bordeaux 2019. dumas-02494502

faculté de médecine de Paris (*Flaubert et la médecine*[1]) et a publié en 1906 un ouvrage intitulé *Flaubert, son hérédité, son milieu, sa méthode* dont la préface porte l'indication suivante : « Hôtel-Dieu de Rouen 8 août 1903 »[2]. Tout jeune, il connaissait bien l'œuvre de Flaubert et avait recueilli divers témoignages, en particulier celui de sa nièce Caroline, devenue en secondes noces Madame Franklin-Grout qu'il remercie très vivement dans sa préface, d'Edmond Laporte, cet ami de Flaubert qui l'avait beaucoup aidé dans les dernières années de sa vie, avant une rupture, probablement liée à des relations difficiles avec le couple Commanville, c'est-à-dire la nièce de Flaubert et son premier mari. Il reçut aussi le témoignage du docteur Tourneux qui avait été présent à la mort de Flaubert.

Ce livre de 362 pages comporte un long chapitre intitulé « La névrose et la mort de Flaubert » où l'auteur conteste, sur des arguments qui sont aujourd'hui de très faible valeur, le diagnostic d'épilepsie. En réalité il ne semble pas bien connaître les formes inhabituelles de l'épilepsie[3], et, se conformant aux idées du temps, celles de Charcot puis de Freud, il affirme que Flaubert avait souffert non pas d'une épilepsie mais d'« attaques d'hystérie à forme épileptoïde », d'une « névrose neurasthénique et hystérique » ou d'une « hystéro-neurasthénie».

Dumesnil soulignait également « l'hérédité nerveuse » de Flaubert utilisant le concept de « dégénérescence », imaginé par Bénédict Morel alors qu'il dirigeait à Rouen l'hospice Saint-Yon. Cette théorie psychiatrique avait eu un grand succès. Elle voulait rendre compte d'une certaine hérédité de la pathologie mentale. Pour Dumesnil, Flaubert avait ainsi des « stigmates de dégénérescence » et « fut comme on dit aujourd'hui un dégénéré supérieur et sans doute dût-il à cela une part de son génie[4]... » À l'époque, La *Chronique médicale* avait porté sur la thèse de Dumesnil un regard contrasté, en soulignant sa qualité mais contestant le diagnostic d'« hystéro-neurasthénie » pour

---

[1] René Dumesnil, *Flaubert et la médecine*, Thèse de médecine, Paris, 1905.

[2] René Dumesnil, *Flaubert, son hérédité, son milieu, sa méthode,* Paris : Société française d'imprimerie et de librairie, 1906.

[3] Dans sa bibliographie, Dumesnil ne cite aucun ouvrage médical consacré à l'épilepsie ou à la neurologie !

[4] ibid, p. 354

maintenir celui d'épilepsie[1]. René Dumesnil, qui exerça ultérieurement la médecine en tant qu'ophtalmologiste à Paris, fut parallèlement un homme de lettres et un critique musical reconnu. Il publia une « *Histoire illustrée de la médecine*[2] ». Sur la maladie nerveuse de Flaubert, il défendit le même point de vue durant des décennies, probablement sans grande conviction, si on se réfère au témoignage de Germain Galérant[3] qui l'a bien connu à la fin de sa vie : « J'ai bien connu René Dumesnil à la fin de sa vie (il était rouennais comme moi). [...] Il ne se gênait pas pour dire que sa thèse avait été pour lui, adolescent, une excellente distraction littéraire dans un milieu tout imprégné de Charcot et de ses théories sur l'hystérie. " C'était la mode – m'a-t-il dit – maintenant je ne crois plus un mot de ce que j'ai écrit. ". Sa position officielle était tout autre[4]... »

Pourtant l'interprétation de René Dumesnil a été très longtemps acceptée. Jean Pommier dans un article remarquable sur *Les maladies de Gustave Flaubert*[5], après avoir cité le mot épilepsie, poursuit ainsi : « R. Dumesnil et quelques autres me paraissent avoir fait justice de ce diagnostic. Ajouterai-je que Flaubert a pu rencontrer cette affection dans ses livres et l'observer chez autrui, mais qu'il n'a pas cru en être atteint lui-même ? » Ce texte date de 1947. L'auteur, professeur de littérature au Collège de France, malgré toute son érudition, n'avait pas les clés d'interprétation neuroscientifique qui se développaient alors et dont on dispose aujourd'hui. Il était aussi imprégné des idéologies culturelles du temps, en particulier de la psychanalyse.

---

[1] La névrose de Flaubert – Flaubert et la médecine, La *Chronique médicale*, 1905, 7 : 209-213.

[2] René Dumesnil, *Histoire illustrée de la médecine*, Paris : Plon, 1935.

[3] Germain Galérant (1914-2001) avait fait ses études secondaires à Rouen et ses études médicales. Il exerça la médecine générale à Rouen puis la rééducation. Flaubertiste éminent, il fut membre du Groupe d'Histoire des hôpitaux de Rouen et vice-président de la Société française d'Histoire de la médecine.

[4] Texte manuscrit de Germain Galérant communiqué par Yvan Leclerc commentant l'article de H. et Y. Gastaut de 1982 (cf infra).

[5] Jean Pommier, « Les Maladies de Flaubert », *Le progrès médical*, 1947, n° 15-16, p. 408-416. (voir p. 414)

Pierre Gallet et Germain Galérant bénéficiaient en 1960 de l'énorme bond qu'avait fait l'épileptologie grâce à la cartographie du cerveau et à l'électro-encéphalographie. On distinguait maintenant les différentes variétés topographiques d'épilepsie. Quant à l'hystérie classique, elle était alors en voie d'abandon. Pierre Gallet, étudiant en médecine à Rouen, fit une thèse, inspirée par le docteur Germain Galérant avec l'appui du docteur Clément, neurochirurgien des hôpitaux de Rouen[1]. Pierre Gallet a lu avec empathie le témoignage de Maxime Du Camp sans y voir le faux ami, le jaloux aigri, l'écrivain raté diffusé alors par les « exégètes flaubertiens » qui « avec un assemblage savant de phrases tronquées » en ont fait « l'auteur des pires turpitudes ». Avec Germain Gallérant, grand flaubertiste, il a exploité les sources existantes. Il a noté la similitude du traitement reçu par Flaubert et les règles thérapeutiques de l'époque pour l'épilepsie. Il a surtout discuté sévèrement les arguments de René Dumesnil relevant au moins six erreurs liées à une méconnaissance de l'épilepsie. Il retient le diagnostic d'épilepsie, d'origine indéterminée, peut-être infectieuse ou traumatique, avec « un foyer d'irritation siégeant dans la région occipitale ainsi qu'en témoignent les visions colorées de l'aura[2] ». Il notait que l'existence de signes annonciateurs pourrait éventuellement expliquer les « dérobades » de Flaubert concernant ses voyages ou ses rencontres avec Louise Colet[3]. Germain Galérant, qui avait inspiré la thèse de Pierre Gallet, publia une note de présentation de la thèse dans le *Bulletin des Amis de Flaubert*[4] et un article enrichi dans la revue *Europe*[5] : « *Flaubert vu par les médecins d'aujourd'hui* ». Le diagnostic d'épilepsie fut dès lors retenu par les éminents flaubertistes. Malheureusement, Galérant commit une erreur vénielle : il a

---

[1] Pierre Gallet, *Quel diagnostic aurions-nous fait si nous avions soigné Flaubert*, Thèse médecine, Paris, 21 décembre 1960.

[2] ibid.,p. 49.

[3] ibid., p. 39

[4] Germain Galérant, *Quel diagnostic aurions-nous fait si nous avions soigné Flaubert*, Notes pour l'analyse de l'ouvrage du Dr Gallet, Les amis de Flaubert, Bulletin, 1962, n° 20, p. 6-10.

[5] Germain Galérant, « Flaubert vu par les médecins aujourd'hui », *Revue Europe*, septembre-novembre 1969, p. 107-112.

confondu le *Dictionnaire encyclopédique des sciences médicales* (1864-1889) en 100 volumes avec le *Dictionnaire des sciences médicales* (1812-1822) en 60 volumes que Flaubert cite d'ailleurs dans Bouvard et Pécuchet. Cette confusion et les erreurs inhérentes dans les citations lui vaudront l'ire tatillonne de deux flaubertistes japonais, Kinoshita[1] et Shimamura[2], qui n'en retenaient pas moins le diagnostic d'épilepsie.
À la même époque, en 1967, dans une biographie de Flaubert, un auteur américain Benjamin Bart, s'appuyant sur les compétences d'un neurochirurgien de Syracuse (NY) Arthur Ecker, retenait le diagnostic d'épilepsie partielle du lobe temporal gauche d'étiologie indéterminée. Les hypothèses des auteurs de Rouen et de Syracuse « sont complémentaires et non contradictoires »[3].

Jean-Paul Sartre, immense figure intellectuelle et médiatique du temps, publiait en 1971 *L'idiot de la famille*, un ouvrage en trois volumes de plus de 2500 pages[4], une biographie psychanalytique du jeune Flaubert. Selon H. et Y. Gastaut, Sartre prétendait que « Flaubert était un hystérique, peu intelligent, qui aurait converti sa névrose sous forme de crises[5] ». C'était une variante de la thèse de Dumesnil de 1905 : une « névrose hystérique ». Cette interprétation, peut être acceptable au tout début du XXe siècle, n'intégrait pas les avancées médicales et scientifiques modernes et, au début des années 1970, semblait déjà parfaitement obsolète d'un point de vue neurologique. La position de Sartre ne reposait sur aucune base médicale mais sur la pensée psychanalytique, cette pensée « non réfutable » selon Karl Popper, donc « non scientifique » et qui ne peut donc être qu'une « idéologie » [6]. Mais l'objectif de Sartre n'était pas d'élaborer une nouvelle biographie de Flaubert ; c'était de se

[1] Tadataka Kinoshita, « Écriture de l'épilepsie (1) Infanticide latent et ou parricide patent », *Site : flaubert.univ-Rouen.fr* (rubrique Etudes critiques).
[2] Kiwako Shimamura, Epilepsie, une clé pour la lecture de *La légende de saint Julien l'Hospitalier, Site : flaubert.univ-Rouen.fr* (rubrique Études critiques).
[3] H. Gastaut et Y. Gastaut, op. cit., p. 484.
[4] Jean-Paul Sartre, *L'idiot de la famille*, Paris : Gallimard, 1971-1972 (3 tomes).
[5] H. Gastaut et Y. Gastaut, op. cit., p. 467
[6] Karl Popper, *La logique de la découverte scientifique*, 1934.

servir du cas Flaubert pour appliquer à un cas concret sa méthode philosophique et tenter, par cet exemple, de répondre à une question : que peut-on comprendre d'un homme aujourd'hui ?
Cette approche psychanalytique de la maladie de Flaubert n'a sans doute pas disparu. N'inspire-t-il pas l'ouvrage de Marie Thérèse Sutterman, *Dostoïevski et Flaubert* de 1993[1] ? N'a-t-elle pas conduit récemment Gertrud Festetics, de Vienne, une philosophe d'obédience freudienne, à une manipulation des faits allant jusqu'à affirmer que « l'épilepsie du lobe temporo-occipital gauche était bien connue depuis 1825 » et que ce serait Cesare Lombroso (1835-1905) qui aurait informé Maxime Du Camp (1822-1894) de la séméiologie d'une telle crise ; ce dernier aurait alors pu l'introduire dans ses *Souvenirs littéraires* pour prouver que Flaubert avait bien une épilepsie[2] !
L'interprétation hystero-névrotique de l'épilepsie défendue par Sartre est aujourd'hui rejetée par tous les médecins spécialistes en épileptologie et beaucoup partagent l'opinion de Germain Galérant : « Laissons donc pour ce qu'il vaut ce roman feuilleton à prétention médicale qui n'aurait pas déparé à travers son désolant primarisme un chapitre de Bouvard et Pécuchet[3]. »

Henri Gastaut (1915-1995) avait, à Marseille, consacré toute sa vie universitaire et hospitalière à l'épilepsie et avait eu de multiples fonctions internationales dans ce domaine. Manifestement très irrité par l'ouvrage de Sartre qui sous-entendait l'existence d'une « épilepsie psychogène », c'est-à-dire de crises d'épilepsie d'origine psychique, Henri et sa femme Yvette Gastaut ont remarquablement fait le point sur *La maladie de Gustave Flaubert*, dans la *Revue française de neurologie*[4]. Ils concluent à l'existence chez Flaubert d'une épilepsie occipito-temporale gauche, profonde, d'origine indéterminée, vasculaire ou atrophique. Pour ces épileptologues, parfaitement informés de

---

[1] Marie Thérèse Suttermann, « Dostoïevski et Flaubert », Paris, PUF, 1993.
[2] Gertrud Festetics, dans une conférence devant la Société internationale d'histoire de la psychanalyse (SIHPP, vendredi 11 mars 2005)
[3] Catalogue de l'exposition *Flaubert et la médecine* au Musée Flaubert à l'Hôtel-Dieu de Rouen en juillet 1980.
[4] H. Gastaut et Y. Gastaut, « La maladie de Gustave Flaubert », *Rev.Neurol.*, Paris : Masson, 1982, 138, 6-7, p.467-492.

l'architecture cérébrale et de la sémiologie des crises d'épilepsie, les grandes crises de Flaubert évoluent en trois étapes :
- le phénomène débute dans le lobe occipital gauche, toujours au même endroit dans l'aire corticale de la vision ; il est responsable de troubles visuels isolés, de phosphènes ;
- le phénomène peut se propager en avant, vers le lobe temporal gauche, et être responsable d'une altération de la conscience, d'hallucinations et d'autres troubles psycho-sensoriels ; il peut aussi, par contiguïté, affecter le langage ;
- le phénomène peut enfin s'étendre à l'autre hémisphère, donc à l'ensemble du cerveau et produire une grande crise généralisée avec perte de conscience et convulsions. Cette interprétation neurologique moderne de la « maladie nerveuse » de Flaubert est parfaitement conforme à la description des crises « formidables » qu'avait faite Maxime du Camp.

Henri et Yvette Gastaut ont réalisé une observation médicale très minutieuse de Gustave Flaubert. Ils ont analysé de manière très approfondie les conséquences des crises sur le plan de l'intelligence, sur le plan moral, social et comportemental. Ils affirment que « si les crises de Flaubert n'ont pas altéré sa santé, ni son intelligence elles ont eu des conséquences importantes sur son moral, son comportement personnel et social et sa vie sexuelle. » Confrontant la biographie médicale de Flaubert avec les connaissances des années 1970, en particulier avec les manifestations cliniques des épilepsies affectant le lobe temporal, ils relèvent un certain nombre de faits et d'interrogations.
- Les crises « survenaient sans aucune circonstance favorisante ou déclenchante, aussi bien pendant le sommeil qu'à l'état de veille. »
- Que faut-il penser du comportement sexuel de Flaubert partagé entre une activité débridée par moments, par exemple à Naples, et une indifférence sexuelle manifeste à d'autres périodes : « je peux vivre comme cela [sans femme] pendant des années » écrit-il à sa maîtresse Louise Colet[1]. Faut-il voir dans cette

[1] Flaubert, *Correspondance*, La Pléiade, t. I, p. 360. (Lettre à Louise Colet, Croisset, 24 septembre 1846).

« hyposexualité » un symptôme d'épilepsie temporale[1] ? Nous pourrions aussi y voir un alibi face à une maîtresse envahissante !
- Que faut-il penser de son évolution morale et sociale ? Comment cet homme plein de vie est-il devenu triste et solitaire ? Il écrit à Louise Colet le 31 août 1836 : « Ma vie active, passionnée, émue, pleine de soubresauts opposés et de sensations multiples, a fini à vingt-deux ans.[2] » Maxime Du Camp, vieux compagnon, écrit 30 ans plus tard : « Cette maladie a brisé sa vie, elle l'a rendue solitaire, sauvage... les crises déterminaient en lui de véritables accès de misanthropie[3]. »
- Que faut-il penser surtout de son travail d'écrivain, véritable bagnard attaché à sa table de travail[4] ? Est-ce pour compenser une certaine lenteur idéatoire ? Mais alors comment concilier sa « lutte avec les mots », sa lenteur dans l'écriture dont il ne cesse de se plaindre[5] et le fait qu'il était capable, sans rature, d'écrire à la suite plusieurs longues lettres au milieu de la nuit[6] ? « Je n'étais pas comme cela autrefois » écrit-il neuf mois après la première crise[7] ; et deux ans plus tard, relatant son voyage en Bretagne : « C'est la première chose que j'ai écrite péniblement[8]. » Maxime du Camp note aussi : « C'est de ce moment que date l'inconcevable difficulté qu'il avait à travailler[9]. »

Henri et Yvette Gastaut, au terme d'une analyse neuropsychologique détaillée du comportement de Flaubert qu'ils rattachent volontiers à l'épilepsie, écrivent : « il faut reconnaître, en toute objectivité, que la plupart sinon la totalité des troubles... pourraient bien avoir été entretenues sinon aggravées par le

---

[1] H. Gastaut et Y. Gastaut, *op. cit.* p. 475-476.
[2] *Ibid.*, p. 474.
[3] Maxime Du Camp, *Souvenirs littéraires*, t. I, p. 182.
[4] H. Gastaut et Y. Gastaut, *op. cit.* p. 475-476.
[5] *Ibid.*, p. 475.
[6] Yvan Leclerc, Communication personnelle.
[7] Lettre à Alfred Le Poittevin du 16 septembre 1845 (lettre n° 149 de l'édition disponible sur le site Gallica, p. 462).
[8] Flaubert, *Correspondance*, La Pléiade, t. II, p. 65. (Lettre à Louise Colet, Paris, 3 avril 1852).
[9] H. Gastaut et Y. Gastaut, op. cit., p. 488.

traitement bromuré qu'il a suivi à partir des années 1860[1] ». Qu'en est-il de l'effet des médicaments pris durant tant d'années et qui peuvent avoir divers effets secondaires sur le système nerveux : du mercure ou de l'iodure de potassium pour traiter une syphilis ? de la belladone, de la quinine et du bromure pour l'épilepsie[2] ? Flaubert eut-il des troubles iatrogènes ? Probablement. C'est d'ailleurs, selon Maxime du Camp, ce qu'il pensait lui-même, attribuant ses défaillances de mémoire « à l'abus de sulfate de quinine dont on l'avait gorgé[3]. »

Alphonse Daudet affirmait à Edmond de Goncourt le 31 mai 1886 que « la lutte de Flaubert avec les mots a dû venir de la masse de bromure qu'il avait absorbée[4] ». Quant à Léon Daudet, son fils, il écrivait dans *Le stupide XIXe siècle* : « Sujet à des crises d'épilepsie, Flaubert prenait du bromure et vivait ainsi, pendant des semaines entières, dans une demi-somnolence où il avait du mal à retrouver ses pensées et ses mots[5]. »
Le bromure fut une grande nouveauté au milieu du XIXe siècle, modifiant radicalement et pour un demi-siècle le traitement de l'épilepsie avant la découverte des barbituriques[6]. Le brome

[1] H. Gastaut et Y. Gastaut, op. cit., p. 487.
[2] Les doses utilisées ont sans doute été très élevées comme c'était facilement le cas à l'époque. Les effets secondaires de ces produits, qui ne sont plus utilisés aujourd'hui et sont donc mal connus, peuvent concerner le système nerveux central : dépression de l'iodisme ; multiples et graves effets du bromure ; accessoirement modification de l'audition et de la vision avec la quinine ; effets centraux du mercure : troubles du comportement, dépression, insomnie, hallucination. (voir : Louis S. Goodman et Alfred Gillman, *The pharmacological basis of therapeutics*, Second edition, New-York : The Macmillan Company, 1956).
[3] Maxime Du Camp, *Souvenirs littéraires*, t. I, p. 181.
[4] Edmond et Jules de Goncourt, *Journal* , Paris : Charpentier, 1886, t. VII, p. 133.
[5] Léon Daudet, *Le stupide XIXe siècle, exposé des insanités meurtrières qui se sont abattues sur la France depuis 130 ans, 1789-1919,* Paris : Nouvelle Librairie Nationale, 1922, p. 112. Noter que Léon, était le fils d'Alphonse Daudet, l'ami de Flaubert. Il n'avait que 12 ans à la mort de Flaubert. Il doit témoigner ici du sentiment paternel. Alphonse Daudet avait lui environ 20 ans de moins que Flaubert (1840-1897).
[6] Michel Weber, « Traitement médical des épilepsies : de l'Antiquité aux bromures », *Épilepsies* 2006 ; 18 (2) : 109-113.

découvert en 1826 par le chimiste Balard fut utilisé dès 1836 dans le traitement de la syphilis sans résultat notable. Mais cette substance semblait avoir un effet anti-aphrodisiaque[1] ; or, comme on considérait que l'épilepsie pouvait être secondaire à l'onanisme, on l'essaya chez 14 malades épileptiques et Charles Locock publia de bons résultats en 1857. Le bromure devint ainsi un traitement courant de l'épilepsie. Il semblait n'agir que sur le Grand mal, étant sans effet sur les épilepsies « psychomotrices » ou de « petit mal »[2]. On remarqua qu'il avait des effets sédatifs et son usage à haute dose avait des effets secondaires sévères : le « bromisme » qui comportait des lésions cutanées mais aussi, nous dit Littré, « l'augmentation de l'appétit, une sorte d'ivresse ou d'hébétude, de la somnolence, de l'anaphrodisie »[3]. Le dictionnaire de Dechambre précise qu'au cours du bromisme, « la peau est froide et rugueuse » et que « sur la peau de la face, du cou, du dos on observe de nombreuses papules qui s'accompagnent parfois d'une éruption pustuleuse avec furoncles et abcès ».

La meilleure description figure dans l'ouvrage de pharmacologie de Goodman et Gillman (1955) qui soulignent[4] plusieurs points.

- La lente élimination du brome de l'organisme : plusieurs semaines.
- La fréquence de cette intoxication chronique liée à l'usage libre d'un produit perçu comme anodin ; 2 à 10% des malades admis dans les hôpitaux psychiatriques aux USA avaient une intoxication aux bromides.
- La localisation prédominante de la dermatite sur le visage et vers le haut du front. Notons la lettre de Flaubert à George Sand du 27 mars 1875 où il écrit : « Le bromure de potassium m'a

---

[1] Paul Savy, *Traité de thérapeutique clinique*, Paris : Masson, 1940, t. II, p. 1771.

[2] Louis S. Goodman et Alfred Gillman, *The pharmacological basis of therapeutics*, Second edition, New-York : The Macmillan Company, 1956 p. 162.

[3] Émile Littré, « Bromisme », in *Dictionnaire de médecine, de chirurgie, de pharmacie* [...], Paris : J.-B ; Baillière, 1884, 15e édition, p. 185.

[4] Louis S. Goodman et Alfred Gillman, *The pharmacological basis of therapeutics*, Second edition, New-York : The Macmillan Company, 1956 p. 162-163.

calmé – et donné un eczéma au milieu du front [1]», tout comme il avait écrit à Léonie Brainne[2] : « je suis hideux. Le bromure de potassium a fait de moi un véritable lépreux… » On peut rapprocher de ces descriptions le portrait de Flaubert par Ernest von Liphart, portrait posthume qui semble montrer une dermatite étendue de la face[3].

- Les troubles mentaux - « une psychose toxique » - sont le fait dominant : « impaired thought and memory, drosiness, dizziness, disturbed consciousness, disorientation, irritablility, and emotionnal disturbances. […] In the diagnosis of any bizarre nervous or mental disease, the physician should be suspicious that drug intoxication may exist, and bromide should be placed high in the list of possibilities. »

Si le bromure fut ainsi suspecté d'affecter l'équilibre mental ou l'intelligence des épileptiques, n'oublions pas que, bien avant l'usage du bromure, selon les auteurs du début du XIXe siècle qui ne disposaient d'aucun traitement efficace, l'épilepsie semblait évoluer au cours de la vie expliquant la sévérité du pronostic : « elle finit ordinairement par dégrader et anéantir l'intelligence » écrivait Esquirol. Cette question de l'histoire naturelle de l'épilepsie est difficile, à cerner aujourd'hui, chez des patients qui reçoivent des traitements souvent actifs. Il est intéressant de noter le concept récent d'« encéphalopathie épileptique » qui sous-entend que l'activité épileptique, en elle-même, pourrait contribuer au développement de troubles cognitifs ou comportementaux[4].

Depuis le temps du bromure au milieu des années 1860, puis, depuis 1912, celui des barbituriques, en particulier du phénobarbital (Gardénal®), des dizaines de molécules actives ont

---

[1] Flaubert, *Correspondance*, La Pléiade, t. IV, p. 916. (Lettre à George Sand, Paris, 27 mars 1875).

[2] Flaubert, *Correspondance*, La Pléiade, t. IV, p. 917. (Lettre à Léonie Brainne Paris, 16 mars 1875).

[3] Michel Winock, *Flaubert*, Gallimard : Paris : 2013, illustration hors texte n° 18. Voir aussi l'Album Flaubert dans la Pléiade 2021 ; Y. Leclerc.

[4] Anne T. Berg, Samuel F. Berkovic, Martin J. Brodie et al, *Révision terminologique et conceptuelle de l'organisation des crises épileptiques et des épilepsies : rapport de la commission de ILAE sur la classification et la terminologie*, 2005-2009. Classification récente des épilepsies, disponible sur le site de la Ligue française contre l'épilepsie (LFCE).

été mises au point ne conduisant cependant qu'à une efficacité globale d'environ 80%. Pour certaines formes résistantes aux médicaments et à point de départ précis, un traitement chirurgical a été progressivement utilisé à partir du milieu du XXe siècle et plus récemment des techniques d'électrostimulation.

Le travail d'Henri et Yvette Gastaut a fait date. C'est d'abord l'affirmation, en 1982, au temps du freudisme triomphant, que l'épilepsie n'est pas une maladie psychiatrique ; l'épilepsie n'a pas une origine psychique ; l'épilepsie psychogène n'existe pas. C'est aussi l'affirmation que la répétition des crises n'entraîne pas une déchéance intellectuelle comme on l'avait longtemps affirmé. Enfin, il y a aussi dans leur critique envers Sartre, qui dans *L'idiot de la famille* aurait « réglé ses comptes » avec un écrivain non engagé, une dimension affective et éthique : l'épilepsie de Flaubert, disent-ils[1], « peut servir de témoignage pour la défense des malheureux épileptiques prétendument voués à la déchéance intellectuelle du seul fait de la répétition des crises ». Et, plus loin : « Nous aimons Flaubert parce qu'il était épileptique et avait pu néanmoins écrire *Madame Bovary*, tandis que Sartre admire seulement *Madame Bovary*… »

Depuis quarante ans, l'origine psychogène de la maladie de Flaubert a été effacée. En 2005, Pierre et Hughes Jallon (Genève et Paris), soulignaient la grande valeur des travaux du couple Gastaut : « the best treatment of this subject » sans apporter d'éléments scientifiques nouveaux[2]. Ils partageaient leurs hypothèses étiologiques : soit une malformation vasculaire qui aurait saigné au départ expliquant l'intensité des symptômes initiaux et se serait stabilisée ultérieurement pouvant même expliquer les conditions de la mort (hémorragie cérébrale) ; soit une atrophie occipito-temporale d'origine indéterminée,

---

[1] H. Gastaut et Y. Gastaut, op. cit., p. 490.

[2] Pierre Jallon, Hugues Jallon, *Gustave Flaubert's Hidden Sickness* in Bogousslavsky J, Boller F (eds): Neurological Disorders in Famous Artists. Front Neurol Neurosci. Basel, Karger, 2005, vol.19, pp 46-56.

remontant à l'enfance, pouvant expliquer ses difficultés d'apprentissage de la lecture[1].

En 2007 une équipe suisse de Zurich[2], à la lumière des nouvelles avancées biographiques et scientifiques, a voulu réévaluer la « maladie nerveuse » de Flaubert. Ils considèrent que le point de départ des crises serait au niveau du lobe temporal gauche, non pas à l'extérieur du lobe mais sur sa face interne dite mésiotemporale. Ils soulignent l'importance des symptômes psychopathologiques affectant l'humeur et le comportement, à la fois en période critique et intercritique et évoquent l'agressivité et l'irritabilité, la dépression et ses conséquences sociales, la peur, l'hyposexualité, l'impact sur le travail intellectuel, l'hypergraphie. Ils s'interrogent aussi sur la relation de Flaubert à l'Art : simple dévotion ou désordre obsessionnel ?

En 2012 pourtant, l'hypothèse d'une épilepsie occipito-temporale n'était pas acceptée par tous et Chiara Pasetti, une philosophe, passionnée par les œuvres de jeunesse de Flaubert et ses hallucinations pouvait écrire[3] : « Depuis sa jeunesse [Flaubert] a toujours décrit des états hallucinatoires, bien avant la première manifestation de sa maladie de nerfs. Nous proposons l'hypothèse d'une hystéro-épilepsie et non d'une épilepsie dont le siège se situerait dans le lobe temporal de l'hémisphère gauche, comme le dit Gastaut ». Elle considère la thèse de Sartre comme « fascinante », et « sans prétendre réfuter la thèse du grand neurologue Gastaut [notre] étude privilégie plutôt l'hypothèse de l'hystéro-épilepsie, pathologie nerveuse étudiée et décrite par Charcot dans ses leçons à la Salpêtrière [...]. »

---

[1] Pierre Jallon (coordinateur), *Epilepsies in* Traité de Neurologie sous la direction de Julien Bogousslavsky, Jean-Marc Léger, Jean-Louis Mas, Douin Éditions, 2007.

[2] Arnold LM, Bauman CR Siegel AM, Gustav Flaubert's « nervous disease » : an autobiographic and epileptological approach, *Epilepsy Behav.* 2007 sep; 11(2): 212-7.

[3] Chiara Pasetti, Hallucinations et création littéraire chez Flaubert, *Revue Flaubert* n° 12, 2012 | Gustave avant Flaubert : les années de jeunesse à l'Hôtel-Dieu de Rouen. Numéro dirigé par Joëlle Robert.

Nous ne partageons absolument pas ce point de vue. La notion d'hystéro-épilepsie est abandonnée et la sémiologie des crises de Flaubert ne correspond pas à celle des « Crises non épileptiques psychogènes », ces « crises de nerfs », venues relayer l'hystérie classique. Gastaut avait raison : « la nature épileptique des crises présentées par Flaubert ne peut laisser aucun doute pour qui connaît la séméiologie des épilepsies partielles non convulsives »... et moins encore devant le grand tableau convulsif observé par Louise Colet ou Maxime du Camp. Encore faut-il admettre que la médecine est une discipline scientifique complexe, rapidement évolutive, loin de spéculations philosophiques aujourd'hui dépassées.

Le père Flaubert, Achille Cléophas, serrant dans ses bras son colossal Gustave, pouvait-il penser, lui, l'héritier du rationalisme des Lumières et le contemporain du positivisme d'Auguste Comte, qu'il serait impliqué, à titre posthume, dans cette idéologie freudienne qui a sidéré, pendant presque un siècle, la pensée occidentale et dont Gustave fut une victime ?

Le mal vénérien de Gustave Flaubert : la syphilis

C'est un médecin rouennais, Jacques de Béthencourt qui inventa en 1527, au cours de la grande épidémie syphilitique de la Renaissance, l'expression de « *mal vénérien* » :
« On a fait l'injure à quelques saints de leur attribuer cette maladie [...] C'est une indignité, c'est une profanation que d'imputer à de tels saints un mal honteux qui dérive de passions coupables et qui a son origine première dans un coït impur [...]. Rejetons donc ces dénominations sacrilèges et, tout bien considéré, donnons à ce mal le nom qui lui convient le mieux : celui de mal vénérien[1] ».

Le mal vénérien au temps de Flaubert

En 1821, l'année où naissait Gustave Flaubert, paraissait le volume 54 du *Dictionnaire des sciences médicales.* Il contenait l'article *Syphilis* rédigé par Michel Cullerier, le chirurgien en chef de l'Hôpital des vénériens, à Paris, rue St Jacques, devenu Hôpital du Midi puis intégré dans l'Hôpital Cochin. Cet article de 36 pages, dont 10 de références bibliographiques en petits caractères, commençait ainsi : « Maladie contagieuse qui se gagne de tant de manières, qui se présente sous des formes si variées et si multipliées, qu'elle n'est pas susceptible de définition philosophique[2] ». La syphilis était donc une maladie protéiforme et indéfinissable ! On y regroupait toutes les variétés de symptômes affectant les organes génitaux : les écoulements, les ulcérations, les végétations, etc. mais aussi d'innombrables lésions, cutanées ou osseuses. C'était donc un ensemble confus,

[1] Jacques de Béthencourt, cité par Pierre Theil, « Le siècle du mal contagieux », in Marcel Sendrail [dir.], *Histoire culturelle de la maladie*, Toulouse : Privat 1980, p. 311-333 (cf. p. 326).
[2] Cullerier, Bard, « Syphilis », in *Dictionnaire des sciences médicales* par une société de médecins..., *op. cit.*, vol. 54, p. 127-162 (cf. p. 136).

insaisissable, quasiment synonyme de « maladie vénérienne », de « mal vénérien ». C'est ainsi qu'en 1845, dans le dictionnaire de médecine de P.-Y. Nysten, la définition de la syphilis est la suivante : « Nom collectif imposé à toutes les maladies vénériennes et à une foule d'affections qu'on y rattache à tort ou à raison[1]. »

L'identification des maladies vénériennes. On commença à sortir de cette confusion au temps de Flaubert. En multipliant les observations cliniques, en disséquant des cadavres, en utilisant le microscope, en pratiquant des expériences d'inoculation, on put enfin isoler dans cet ensemble flou du « mal vénérien » quelques maladies bien définies. On répondait ainsi à la grande ambition médicale de l'époque : on voulait, comme l'avait affirmé Thomas Sydenham, l'Hippocrate anglais, dès le XVIIe siècle, « réduire toutes les maladies à des espèces déterminées et certaines, avec le même soin et la même exactitude que les botanistes ont fait dans leurs traités sur les plantes[2] ». Sous l'impulsion de Philippe Ricord (1800-1889), médecin-chef de l'Hôpital des vénériens à Paris, puis de son élève Alfred Fournier, on apprit ainsi à distinguer trois maladies fréquentes, longtemps enchevêtrées, la blennorragie, la syphilis et le chancre mou.

Décrivons sommairement ces trois maladies *chez l'homme*.
- *La blennorragie* se traduit par un écoulement purulent par la verge : c'est la « *chaude-pisse* ». La maladie débute dans les jours suivant la contamination. L'évolution est généralement favorable guérissant vers le 30e ou 40e jour ; mais on observait souvent des complications comme l'extension de l'infection à l'appareil génital et le rétrécissement de l'urètre pouvant nécessiter des dilatations instrumentales.

---

[1] P.-H. Nysten, *Dictionnaire de médecine, de chirurgie, de pharmacie [...]*, (1814), Paris : J.-B. Baillière, 1845, 9e édition.
[2] Thomas Sydenham, cité par Mirko Grmek, dans « Le concept de maladie », *in* M. Grmek, *Histoire de la pensée médicale...*, Paris : Seuil, 1995, 4 volumes, t. 2, p. 168-169.

- *Le chancre mou* ou chancre simple se traduit par une ou plusieurs ulcérations (chancres) sur la verge pouvant se multiplier ou s'étendre, mais d'évolution favorable.
- *La syphilis* est une maladie compliquée évoluant schématiquement en plusieurs temps : 1) une période d'incubation de 3 semaines environ ; 2) une ulcération, généralement sur la verge (chancre d'inoculation) cicatrisant en quelques semaines ; 3) puis (« stade secondaire »), l'apparition de multiples lésions sur la peau (« collier de Vénus », roséole, syphilides, taches cuivrées sur la paume des mains…), traduisant la diffusion de la maladie dans tout l'organisme, y compris le système nerveux, et régressant en quelques mois ; après deux ans environ, le malade ne serait plus contagieux ; 4) une période de latence de quelques années ; 5) enfin (« stade tertiaire »), la maladie peut être responsable de lésions chroniques pouvant affecter les os, les artères, le cerveau (« paralysie générale »), la moelle épinière (« tabès »), etc. et conduire à la mort.

Si, dans le milieu médical bien informé, on distinguait clairement depuis 1827, à la suite des travaux de Ricord, la blennorragie et le chancre, la distinction entre chancre syphilitique et chancre mou est bien postérieure (Bassereau 1852). On connaissait aussi depuis longtemps les condylomes (« crêtes de coq », « choux fleurs » …) et l'herpès génital (« cristalline ») qui pouvaient cependant être confondus avec une syphilis. Ces connaissances se diffusent progressivement et, en 1877, Maupassant, cite ces maladies dans une lettre à son ami rouennais Robert Pinchon, le père du peintre impressionniste[1] : « J'ai la vérole enfin, la vraie, pas la misérable chaude-pisse, pas l'ecclésiastique cristalline, pas les bourgeoises crêtes de coq, les légumineux choux fleurs, non, non la grande vérole, celle dont est mort François Ier. »

Avec l'apparition de nouveaux microscopes, on avait découvert dans des écoulements vaginaux (leucorrhées) un parasite, le « trichomonas » (1837) et un champignon le « candida » (1842)

[1] Claude Quetel, *Le mal de Naples, Histoire de la syphilis,* Paris : Seghers, 1986 (voir p. 162).

dont on connaît aujourd'hui la transmission vénérienne. À la mort de Flaubert, en 1880, on était ainsi parvenu à faire éclater le vieux « mal vénérien » et à identifier sept maladies vénériennes différentes. Avec l'émergence de la microbiologie, l'horizon des maladies vénériennes changera profondément ; en 1879, Neisser observa le germe responsable de la blennorragie : le « gonocoque » ; bientôt on connut le bacille de Ducrey du chancre mou (1889) puis le tréponème pâle de la syphilis (1905) visible avec un microscope particulier : à fond noir. Un test biologique sanguin fut développé à la même époque facilitant le diagnostic et la surveillance de la syphilis qui demeure, aujourd'hui encore, une maladie médicalement complexe. Les découvertes de la fin du XIXe et du XXe siècle ont permis d'identifier clairement au moins une quinzaine de maladies qui peuvent se transmettre exclusivement ou préférentiellement par contact sexuel : les IST (Infections Sexuellement Transmissibles). Pour certaines, les circonstances d'apparition et la localisation des lésions font naturellement penser à une transmission sexuelle. Mais pour d'autres – pensons à l'hépatite virale B ou au Sida – les symptômes n'évoquent pas *a priori* une contamination sexuelle.

L'évolution naturelle de la syphilis. Après cette évocation de la lente identification des maladies vénériennes à partir du XIXe siècle, une autre question doit être envisagée, celle du pronostic de la syphilis au temps de Flaubert. C'est un sujet délicat pour deux raisons.

- Les contours de la syphilis étant flous, on regroupait sous le même nom des maladies différentes ayant des pronostics différents.
- Les malades étaient généralement traités : depuis le début de l'épidémie à la fin du XVe siècle, le mercure constituait la base du traitement[1]. Qu'en aurait-il été sans traitement ? L'évolution

[1] Le mercure par voie externe était un traitement utilisé dès l'antiquité tout comme par les médecins arabes pour des affections cutanées et la lèpre. Il est donc naturel que l'on ait conseillé ce médicament aux vérolés. On peut aussi noter que le recours à des traitements métalliques fut fortement préconisé par Paracelse qui eut au XVIe siècle un grand impact surtout dans les pays de langue allemande. La voie interne fut utilisée vers 1530. Par ailleurs, il apparaissait naturel d'évacuer le virus de la maladie par tous les fluides du

n'aurait probablement pas été pire si on en croit un ouvrage moderne de référence, *The pharmacological basis of thérapeutics*[1] : « Durant son emploi de plus de 400 ans (1493-1909) le mercure n'a probablement pas guéri un seul malade syphilitique et sans aucun doute a hâté la mort de beaucoup. »

L'évolution spontanée de la syphilis, c'est-à-dire sans traitement, est aujourd'hui assez bien connue grâce à deux études remontant à plus de cinquante ans, l'une à Oslo et l'autre aux États-Unis portant chacune sur plusieurs centaines de patients. Approximativement, la syphilis disparaît toute seule et sans conséquence à long terme dans près de ¾ des cas. Après le chancre de la syphilis primaire, les lésions cutanées de la phase secondaire ne surviendraient que dans 20% des cas alors qu'on affirmait auparavant que l'évolution naturelle se fait quasiment toujours vers une poursuite de la maladie, inapparente souvent, mais toujours prête à resurgir[2]. Depuis la Renaissance, on répétait l'adage de l'anatomiste Vidus Vidius : « Avec le patient, la vérole conclut des trêves ; elle ne signe pas la paix[3] ».
Si la guérison spontanée de la syphilis est donc considérée aujourd'hui comme assez fréquente, on commence aussi à savoir pourquoi certains sujets seront capables de se débarrasser du microbe et d'autres au contraire vont présenter une poursuite de

---

corps : par la salive, par la diarrhée, les « évacuants » et compte tenu de la localisation cutanée des lésions, par la sudation et donc éventuellement placer le malade dans une étuve. Cette idée de sudation conduit à utiliser le gaïac, bois d'Amérique qui fait partie des quatre « bois sudorifiques » de la pharmacie traditionnelle : bois de gaïac, racine de salsepareille, bois de sassafras et racine de squine.

[1] Goodman et Gillman, *The pharmacological basis of thérapeutics*, Deuxième édition. New York : The Macmillan company 1956, p. 1233.

[2] voir un schéma évolutif sur le site du *Centre national de référence* (CNR Syphilis).
Voir aussi le manuel « *Reproduction humaine* » De Boeck 2003 de Linda J. Heffner : « *Au total, un quart des patients non traités atteints de syphilis développeront des complications tertiaires avérées, un autre quart portera des lésions qui ne seront découvertes qu'à l'autopsie, alors que la moitié d'entre eux ne présenteront aucune lésion syphilitique décelable à l'examen anatomo-pathologique post mortem.* »

[3] Claude Quetel, *Le mal de Naples, Histoire de la syphilis,* Paris : Seghers, 1986 (voir p. 73).

la maladie : tout dépend, comme dans la lèpre, du type de réponse immunitaire du sujet. Soulignons qu'une syphilis évolutive empêche une réinfection ; un chancre syphilitique ne se reproduit donc pas : « la syphilis ne se double pas » disait Ricord. Les récits de chancres successifs, par exemple dans les Mémoires de Casanova ou le troisième chancre de Maxime Du Camp évoqué par Flaubert dans le *Voyage en Orient*, traduisent en fait un autre type d'infection, en particulier un « chancre simple » ou « chancre mou » dû au bacille de Ducrey, un bacille étudié dans sa thèse par Charles Nicolle.

À ce stade, il faut souligner que la syphilis est une maladie particulièrement complexe et que les études de laboratoire sont difficiles à réaliser car le germe ne se cultive pas in vitro et que les animaux de laboratoire sont assez rebelles aux expérimentations. Soulignons enfin que si depuis trois siècles, on vaccine contre la « petite vérole » (variole), il n'y a toujours pas, malgré deux siècles de recherche, de vaccin contre la « grosse vérole », la syphilis.

La syphilis, une maladie honteuse. Notre médecin rouennais de la Renaissance, Jacques de Béthencourt qui inventa l'expression « mal vénérien » fut aussi à l'origine de l'expression « mal honteux », « maladie honteuse » qui deviendra synonyme de « maladie vénérienne ». On parlera aussi de « maladie secrète ». C'est cette expression qu'utilise Flaubert dans *Bouvard et Pécuchet* : « Ayant fermé la porte, Pécuchet après beaucoup d'hésitations, confessa [à Bouvard] qu'il venait de se découvrir une maladie secrète. [...] Le cas de Pécuchet était grave, pourtant ; mais honteux de sa turpitude, il n'osait voir le médecin. Bouvard imagina de recourir à Barberou. Ils lui adressèrent le détail de la maladie, pour le montrer à un docteur qui la soignerait par correspondance[1]. » C'était Mélie, la petite bonne, qui lui avait « donné » la maladie, huit jours avant, quand ils s'étaient aimés pour la première fois sur un tas de fagots dans la cave. Pécuchet y perdit sa virginité. Quant à Mélie, avec « son air candide », « un autre eût compris qu'elle ne manquait pas d'expérience. » Pécuchet souffrait : « Pécuchet [...] sorti

[1] Gustave Flaubert, *Bouvard et Pécuchet*, Folio classique p. 271

plusieurs fois marchait les jambes écartées. – « Tu souffres ? » dit Bouvard. – Oh ! – oui je souffre ! »
Cette maladie parce qu'elle était douloureuse et d'incubation très brève, n'était probablement pas la syphilis. Mais, quelques mois plus tard, pour le Dr Vaucorbeil[1], les « plaques cuivrées » sur le front signaient la syphilis : « Ce sont des syphilides, mon bonhomme ! Soignez-vous ! diable ! ne badinons pas avec l'amour. » Le bonhomme, comme Flaubert naguère, reçut de l'iodure de potassium[2]. Pécuchet, en perdant sa virginité, avait gagné la syphilis (il a des syphilides) et vraisemblablement, selon nos connaissances actuelles, une autre maladie vénérienne d'incubation rapide et assez douloureuse, vraisemblablement une blennorragie ou peut-être un chancre mou. Une telle association de deux maladies vénériennes n'est pas invraisemblable car, au milieu du XIXe siècle, comme l'écrit Jean-Noël Biraben[3], « la syphilis atteint sa plus grande extension dans les pays européens, alors que la transmission de plusieurs maladies vénériennes à la fois est de plus en plus fréquente. » C'est cette association de maladies qui permet d'interpréter certaines expériences d'inoculation, comme celle menée sur lui-même par le grand chirurgien de Londres, John Hunter, qui, à la fin du XVIIIe siècle, s'inoculant le pus d'un blennorragique avait contracté la syphilis. Quoi qu'il en soit, même pour un écrivain aussi informé que Flaubert, la distinction entre les différentes affections vénériennes ne pouvait pas être claire. S'il avait voulu donner à Pécuchet une « vraie vérole », c'est-à-dire une syphilis, il aurait dû allonger dans son récit la durée d'incubation d'une dizaine de jours au moins et supprimer la notion de douleur génitale.

Vers la fin du XVIIIe siècle, la confidentialité des questions de santé se développa. La syphilis devint une « Maladie secrète ». Le secret médical se renforça, devenant très strict en 1810 avec l'article 378 du Code pénal : secret « général et absolu ». Il y a des maladies dont on ne saurait parler : les maladies vénériennes

---

[1] *Ibid.*, p. 298
[2] *Ibid.*, p. 313
[3] Jean-Noël Biraben, Le rôle des maladies sexuellement transmissibles en démographie historique. In : *Population*, 51e année, n°4-5, 1996. pp. 1041-1057.

certes, mais aussi les maladies que l'on pense pouvoir être « héréditaires », comme l'épilepsie. Il s'agit, comme l'affirmera, en 1885, la Cour de cassation, peu après la mort de Flaubert, d'assurer « la paix des familles ». Le Pr Brouardel, grande autorité médicale du temps, dans un livre sur le secret médical, montrait toutes les difficultés de son application dans le cas de maladies vénériennes survenant avant ou au cours du mariage : il y allait de « la sauvegarde des intérêts et de l'honneur des familles[1] ». Il précisait aussi pour les statistiques hospitalières colligées par l'administration : « nous ne mettons jamais, pour les jeunes filles "syphilis, vaginite, avortement" ». La qualité des statistiques devait en souffrir ; mais toute vérité n'est pas bonne à dire !

La fréquence de la syphilis. Sous le Consulat (an IX), un contrôle de la prostitution avait été instauré, lentement développé par les autorités locales : il comportait une surveillance administrative et sanitaire des prostituées et la création de « dispensaires d'insalubrité ». Une grande enquête fut réalisée par un médecin hygiéniste, Alexandre Parent-Duchâtelet, sur la prostitution à Paris et réactualisée par la suite[2]. On y apprend qu'au milieu du XIXe siècle il y avait à Paris plus de 4000 prostituées inscrites sur les registres de l'administration et donc soumises à une surveillance sanitaire étroite (pour environ 800 000 habitants). Les visites médicales dont la durée était brève – moins de trois minutes – étaient fréquentes : toutes les semaines vers 1850. Ces visites avaient lieu soit au dispensaire, pour les filles qui exerçaient leur métier librement, par exemple à leur domicile, et recevaient alors une carte pour y inscrire les visites médicales : c'étaient les « *filles en carte* » ; soit directement dans les maisons où elles exerçaient sous le contrôle des « *dames de maison* ». Au milieu du XIXe siècle, il existait à Paris et en banlieue environ 200 maisons accueillant quinze cents pensionnaires. Quant aux « *filles insoumises* », non déclarées auprès de l'administration,

---

[1] Paul Brouardel, *Le secret médical,* Paris J.- B. Baillère, 1887.

[2] Antoine Parent-Duchatelet, *De la prostitution dans la ville de Paris considérée sous le rapport de l'hygiène publique, de la morale et de l'administration* : Paris J.- B. Baillère, 3e édition 1857.

elles étaient examinées au dépôt à l'occasion d'une arrestation. La fréquence d'une maladie vénérienne à l'examen variait considérablement selon le mode de prostitution.

On le voit : il faut toujours se méfier des filles insoumises !

La situation était analogue à Rouen, comme l'ont bien montré S. Bonnet et K. Feltgen. Dans cette grande ville portuaire, la fréquence de la syphilis demeurait particulièrement élevée à la fin du XIXe siècle malgré un contrôle sanitaire instauré dès 1820. Mais la réglementation était mal acceptée, très stigmatisante et contournée par de nombreux artifices. On peut donner quelques chiffres indicatifs autour de 1880[1] : pour environ 200 filles en carte et 150 en maison, il y eut 250 admissions par an pour maladies vénériennes à l'Hospice général de Rouen avec une durée moyenne de séjour de près de deux mois. Rouen et la Normandie fournissaient alors une bonne part des prostituées parisiennes. Dans les statistiques de Parent-Duchâtelet, la Seine-Inférieure était classée au 3e rang. Quant aux prostituées étrangères à Paris, elles étaient peu nombreuses, très rarement extra-européennes : sur plus de 12 707 femmes enregistrées en 15 ans, il n'y en avait que 31, provenant d'Amérique (18), d'Afrique (11) et d'Asie (2). On le voit, la « femme orientale » n'était alors guère présente dans la capitale.

En Algérie, à partir de 1830, le modèle réglementariste français a été progressivement appliqué[2]. En 1850, on recensait à Alger 479 filles publiques pour 55 000 habitants environ (dont la moitié d'Européens), proportionnellement davantage qu'à Paris. On comptait parmi elles 183 autochtones, 113 Françaises, 89 Européennes non françaises, 19 juives et 24 noires. La fréquence des maladies vénériennes était élevée puisque le dispensaire enregistrait, durant cette année, 396 cas dont 190 d'urétrite ou de vaginite. En 1875-80, le taux d'affections vénériennes

[1] Données issues d'une présentation du travail de Melle S. BONNET (*La prostitution à Rouen (1850-1920)*, au « Groupe d'Histoire des hôpitaux de Rouen » et de Karl Feltgen sur les maladies vénériennes. (Site GHHR).

[2] Edouard-A Duchesne, *De la prostitution dans la ville d'Alger depuis la conquête*, Paris, J.-B. Baillière, Garnier Frères, 1853

diagnostiquées dans l'armée d'Algérie atteignait en un an 31% (contre 10% pour les troupes métropolitaines)[1]. On peut rappeler aussi la tradition de danseuses-prostituées de la tribu des Ouled Naïl, dont Maupassant a fait une description pittoresque. À Beyrouth, une bourgade en pleine expansion au milieu du XIXe siècle mais qui avait alors moins de 40 000 habitants, il y avait une quarantaine de maisons closes, situées près de la Place des canons, juste derrière le siège de la banque Ottomane – on disait pudiquement « aller à la banque » –, abritant chacune 2 à 5 pensionnaires. Quand une fille était malade, elle était conduite à l'Hôpital des Maladies Vénériennes dont les 25 lits ne désempliront jamais jusqu'à sa fermeture en 1895. Cette année-là, une enquête épidémiologique montra que le paludisme était l'affection la plus fréquente au Liban suivie par la syphilis, bien avant la tuberculose.

On le voit les maladies vénériennes étaient très fréquentes au sud et à l'est de la Méditerranée à la fin du XIXe siècle. Mais leur fréquence était encore plus élevée dans d'autres parties du Monde : 60 à 70% des consultants à l'hôpital de Tahiti avaient une maladie vénérienne ; les îles Marquises en ont été dépeuplées[2]. En 1932, selon les critères sérologiques modernes, en Alabama, dans le comté de Macon, 40% de la population avait la syphilis et dans les années cinquante, dans le pays Bandia en République centrafricaine, on atteignait 50%.

---

1 Jean-Noël Biraben, « Le rôle des maladies sexuellement transmissibles en démographie historique. » *Population*, 51e année, n°4-5, 1996. pp. 1051.
2 *Ibid.*, p. 1056.

Tableau 4
Diagnostic différentiel entre le chancre syphilitique et le chancre simple

	Chancre syphilitique	**Chancre simple, mou**
Agent	Bacille Tréponème pâle (1905)	Bacille de Ducrey (1889)
Ulcération	Chancre superficiel, sur une base indurée	Chancre reposant sur une base molle
Nombre	Unique	Souvent multiples (80%)
Douleur	Non	Légère à modérée
Incubation	15 à 25 jours (10 à 90)	3-5 jours
Évolution à court terme	Cicatrise en quelques semaines. L'induration persiste quelques mois.	Peut s'étendre mais guérit en quelques semaines
Évolution ultérieure	Possibilité de syphilis secondaire (roséole…) puis tertiaire.	Récidive possible (pas d'immunité)

Les maladies vénériennes de Gustave Flaubert avant le voyage en Orient

La question des maladies vénériennes de Flaubert est dominée par le récit des sept chancres qu'il aurait, dit-il, « gobé à Beyrouth » durant l'été 1850 au cours de son voyage en Orient. Mais avant et même après ce voyage, il eut peut-être d'autres affections vénériennes.

L'initiation. Dès la fin de l'adolescence, peut-être dès 15 ans, Gustave perdit sa virginité. Si on croit le récit de *Mémoire d'un fou*, il avait honte de son statut virginal et, voulant être un homme, il bénéficia selon la belle formule d'Yvan Leclerc, d'« *un dépucelage à froid*[1] ». Fut-ce, comme il le raconta aux frères Goncourt, avec la femme de chambre de sa mère ? Fut-ce dans un bordel de Rouen comme celui de la rue du Plâtre ou de la rue de Cigogne ? Quoiqu'il en fût, sa première expérience ne fut guère épanouissante : « Je sortis de ses bras plein de dégoût et

[1] Gustave Flaubert, *Mémoire d'un fou, Novembre et autres textes de jeunesse*. Paris : GF Flamarion, 1991, p. 263

d'amertume[1]. » Probablement mené par son ami Alfred Le Poittevin, il fréquente les bordels de Rouen et, en février 1839, à 17 ans, il écrit à son ami Ernest Chevalier : « J'ai été au bordel pour m'y divertir et je m'y suis embêté[2] ». En passant à Paris avant de partir pour la Corse avec le professeur Jules Cloquet, un vieil ami de son père, « [il] rencontre à l'entrée du Palais Royal, une fille de la rue de la Cigogne, Lise[3] ». Son vieil ami, Le Poittevin, lui donnera des nouvelles d'une autre pensionnaire, la Boisgontier.

Au retour de Corse, c'est à Marseille, la grande nuit d'octobre 1840, cette rencontre amoureuse unique avec Eulalie Foucaud qu'il raconta aussi aux frères Goncourt : « une fouterie de délices, puis des larmes, puis des lettres, puis rien ».

La vie parisienne. Après cette initiation rouennaise aux amours vénales, il eut de multiples expériences avec des prostituées à Paris, durant les années 1842-1843, au cours de ses études de Droit qui, comme dit l'adage, mènent à tout ! Sa *Correspondance* et l'ouvrage de Jacques Louis Douchin sur *La vie érotique de Flaubert*, nous donne les noms de plusieurs de ces professionnelles, souvent recommandées par Alfred Le Poittevin qui demandera d'ailleurs à Flaubert, en novembre 1843, de lui transmettre en urgence, pour un ami, les adresses précises[4] de certaines d'entre-elles. Les lettres d'Alfred Le Poittevin illustrent cette joyeuse époque[5] : « As-tu été chez la Dellile ? As-tu revu Mme Alphonse ? [...] Cultives-tu la rue de Cléry ? » Et quelques mois plus tard : « As-tu revu Elodie et dans la motte de cette garce lascive, humé les brouillards de son clitoris ? [...] L'heureux homme que tu fais ! [...] tu promènes ton heureux phallus parmi le con des putains parisiennes, comme pour y

---

[1] *Ibid.*, p. 307.

[2] Flaubert, *Correspondance*, La Pléiade, t. I, p. 36. (Lettre de Flaubert à Ernest Chevalier, Rouen, 24 février 1839).

[3] Gustave Flaubert, *Souvenirs, notes et pensées intimes* in *Mémoire d'un fou, Novembre et autres textes de jeunesse*. Paris : GF Flammarion, 1991, p. 385.

[4] Flaubert, *Correspondance*, La Pléiade, t. I, p. 832. (Lettre d'Alfred Le Poittevin à Flaubert, Rouen, 26 novembre 1843).

[5] *Ibid.*, 8 décembre 1842, p. 832

puiser la vérole ; mais c'est en vain ; les cons les plus maculés te le rejettent intact[1]... ».
Malgré cette immunité apparente, à l'automne 1842, il attrape des morpions c'est-à-dire des poux du pubis qui se fixent sur la peau à la base des poils[2]. On préconisait alors de l'onguent mercuriel. En octobre 1842, il se déclare guéri dans une lettre largement censurée. La belle vie reprend avec Léonie, Anna, Flora, la Lebrun, la Leriche, la mère Arnoult, Léontine, la Dupin, et surtout la Guérin[3], tenancière d'une maison près du Palais-Royal[4], rue des moulins qui hébergera bientôt Angèle, cette merveille vantée par Maxime du Camp à Flaubert : « Angèle [...] un morceau superbe et digne de toi [...] d'une science à désespérer la mère Alphonse ; vieux faudra baiser ça[5]. »

Une pause. Mais quelques mois plus tard, l'ambiance change : « Il paraît que tu ne tires plus, à en croire ta dernière lettre » écrit Le Poittevin à Flaubert le 25 juillet 1843, six mois environ avant le début de sa « maladie nerveuse »[6]. C'est à ce moment que débute une période d'inactivité sexuelle de deux ou trois ans. Il écrira plus tard à Louise Colet : « de 21 à 24 ans, deux ans et demi se sont écoulés sans que j'aie visité Paphos[7] ». Pourquoi cette brutale interruption, alors qu'il était si bien parti ? Se serait-il soudain passionné pour ses études de Droit à l'approche de l'examen ? N'est-il pas un peu dépressif anticipant Mallarmé : « La chair est triste, hélas, et j'ai lu tous les livres » ? Tombe-t-il dans le « sentiment » avec les sœurs Collier ou Élisa Schlésinger ? Est-il sans le sou et sous la pression de son père ?

---

1 *Ibid.,* 18 mars 1843, p. 832
2 Flaubert, *Correspondance*, La Pléiade, t. I, p. 124. (Lettre de Flaubert à Ernest Chevalier, Rouen du 21 octobre 1842).
3 Jacques-Louis Douchin, *La vie érotique de Flaubert*, Paris, Carrere, J.J. Pauvert, 1984, p. 69.
4 Flaubert, *Voyage en Orient* (Folio Classique), p. 611 note 8.
5 Flaubert, *Correspondance*, Site : flaubert.univ-rouen.fr (Lettre de Maxime Du Camp à Flaubert, Paris, 6 août 1847).
6 Flaubert, *Correspondance*, La Pléiade, t. I, p. 832. (Lettre de Le Poittevin à Flaubert le 25 juillet 1843).
7 Flaubert, *Correspondance*, La Pléiade, t. I, p. 488. (Lettre de Flaubert à Louise Colet, Rouen, 11 décembre 1847).

Certains y ont vu une hyposexualité d'origine neurologique, symptôme d'une épilepsie temporale.
Mais cette phase de relâche n'a-t-elle pas été en fait la conséquence d'une maladie vénérienne qui aurait refroidi sa libido ? On dispose de quelques indications en ce sens : quatre lettres de Maxime du Camp que Flaubert avait rencontré pour la première fois en mars 1843. En juillet 1844, alors que Flaubert se relève lentement des débuts de sa maladie nerveuse, Maxime Du Camp se réjouit que Flaubert soit enfin délivré de son séton à la nuque et de ses « frictions mercurielles », une expression désignant *a priori* un traitement antivénérien[1]. En octobre 1844[2], Maxime, qui craint avoir prochainement la vérole, lui demande de Rome : « Comment va la tienne ? Et un mois plus tard : « Et ta vérole[3] ? » Puis d'Alger en janvier 1845[4]: « Et ton état nerveux ? Et ta vérole, cette bonne vérole dont tu étais si fier ? Comment tout cela va-t-il ? »
On peut en conclure que Flaubert a eu une maladie vénérienne, probablement à l'été 1843, vraisemblablement un chancre traité par des frictions mercurielles. Cette maladie pourrait-elle expliquer la pause de son activité sexuelle à partir de l'été 1843, six mois avant sa première crise d'épilepsie ? Si cette pause a duré deux ans et demi, comme il l'écrit à Louise Colet, la reprise d'activité aurait donc eu lieu début 1846. Entre la mort de son père (15 janvier 1846) et celle de sa sœur (22 mars 1846), il passe une quinzaine de jours à Paris : « une heure de relâche entre deux ouragans [5]».

Renouveau. Bientôt, il rencontre Louise Colet (1846-1848), connaît plus intimement Louise Pradier (Ludovica) avant de se jeter à corps perdu dans le travail. Il prépare ensuite son voyage en Orient. Il existe un autre argument en faveur d'une maladie vénérienne survenue avant même ce voyage en Orient avec Maxime Du camp, si longtemps rêvé. La permission en avait été

[1] Flaubert, *Correspondance*, La Pléiade, t. I, p. 791. (Lettre de Maxime Du Camp à Flaubert, Constantinople, 14 juillet 1844).
[2] *Ibid.*, 2 octobre, p. 793.
[3] *Ibid.*, 11 nov. 1844, p. 796.
[4] *Ibid.*, 8 janvier 1845, p. 797
[5] Voir Chronologie de M. Guinot, 2 février 1846.

arrachée à Madame Flaubert en mai 1849, au nom de la santé de Gustave et grâce à la complicité de son frère et à la bénédiction du docteur Cloquet. Dans quel état, était-il alors ? Au frère de sa mère, l'oncle Parain, il écrit : « Ma santé, qui loin de s'améliorer empire, m'a forcé à aller consulter à Paris, M. Cloquet qui m'a fortement conseillé les pays chauds[1]. »
Il écrit quelques heures plus tard, à son ami Ernest Chevalier une lettre où il évoque son mauvais moral et sa maladie de nerfs qui pourrait avoir pour origine une vieille vérole[2] : « Tu sauras que ton ami est, à ce qu'il paraît, rongé d'une vérole dont l'origine se perd dans la nuit des temps. On a beau traiter les symptômes qui se guérissent, elle reparaît par-ci par-là. Ma maladie de nerfs, dont je me sens parfois encore et qui ne peut guérir dans le milieu où je vis, pourrait bien n'avoir pas d'autre cause. » Cette « vieille vérole » dont parle Flaubert en 1849, est-elle celle dont Maxime Du Camp parlait déjà en 1844 ? Cette lettre fournit trop peu d'informations pour penser à une authentique syphilis évolutive et il faut sans doute interpréter le mot « vérole » dans un sens imagé et familier, comme un mal-être, un état maladif chronique et comme le dit le *Trésor de la langue française*, « une chose ou situation désagréable, éminemment dérangeante », citant Flaubert : « La littérature m'embête au suprême degré ! Mais ce n'est pas ma faute ; elle est devenue chez moi une vérole constitutionnelle[3]. » Sachons aussi que s'il s'était agi en 1849 d'une syphilis évolutive, une nouvelle contamination syphilitique en 1850 en Orient, aurait été impossible.
Malgré un bien mauvais moral, Flaubert se lance avec énergie dans la préparation du voyage, en particulier pour le recrutement d'un domestique. Il partira le 29 octobre 1849 de Paris. Avant son départ il fait un peu la fête – « mangeaille, beuveries, et putains » –, fait ses

[1] Flaubert, *Correspondance*, La Pléiade, t. I, p. 505 et note p. 1049. (Flaubert à François Parain, Croisset, 5 mai 1849).
[2] Flaubert, *Correspondance*, La Pléiade, t. I, p. 506 et note p. 1166. (Flaubert à Ernest Chevalier, Croisset, 6 mai 1849).
[3] Flaubert, *Correspondance*, La Pléiade, t. II, p. 752. (Lettre de Croisset à Ernest Feydeau, 6 août 1857).

« adieux à Madame Pradier sur son escalier[1] » et la veille au soir, avec son ami Bouilhet, il se rend chez La Guérin[2].

Tableau 5
Les amours de Flaubert

Premières amours 1836- 1843 15 → 23 ans	Élisa Schlésinger, Caroline Heuland, Gertrude et Henriette Collier	
Initiation sexuelle 1836-1840 15 → 19 ans	X, Y, Z dont Lise, La Boisgontier, Eulalie Foucaud	- *Journal des Goncourt,* 20 février 1860. Flaubert raconte avoir perdu son pucelage avec la femme de chambre de sa mère. - *Mémoire d'un fou et autres textes de jeunesse* : (fin 1838), GF p. 307 : « Une femme se présenta à moi, je la pris – et je sortis de ses bras plein de dégoût et d'amertume ». - *Flaubert, Correspondance, La Pléiade, t. I, p. 37* (Lettre à Ernest Chevalier, 24 février 1839) : « J'ai été au bordel… je m'y suis embêté… » - *Flaubert, Souvenirs, notes et pensées intimes et autres textes de jeunesse* (été 1840), GF p. 385 : « Je rencontre à l'entrée du palais Royal une fille de la rue de la Cigogne, Lise » - *Flaubert, Correspondance, La Pléiade, t. I, p. 832.* (Lettre d'Alfred Le Poittevin à Flaubert, 6 août 1842) : « Sais-tu que la Boisgontier m'a fait retourner rue de la Cigogne. » - *Journal des Goncourt*, 20 février 1860. Récit de la nuit marseillaise avec Eulalie Foucaud, 24 au 25 octobre 1840 : « une fouterie de délices, puis des larmes, puis des

[1] Peut-on rapprocher ces adieux sur l'escalier et les citations de Jacques-Louis Douchin qui livre le résumé de deux ou trois jours à Paris en 1858 d'après les notes de Flaubert et qui note, après un souper au café anglais avec Beatrix Person : « *dans mon escalier – nuit 3 coups* ». Que se passait-il alors dans les escaliers ? (p. 209)
[2] Flaubert, *Voyage en Orient* (Folio Classique), p. 56.

		lettres, puis rien. » - *Flaubert, Correspondance, La Pléiade, t. 2, p.87* (Lettre à Louis Bouilhet, 23-24 avril 1858 : « J'ai revu à Marseille la fameuse maison où, il y a 18 ans ! j'ai baisé Madame Foucaud… »
Études à Paris fin 1841 – été 1843 19 → 21 ans	Léonie, Anna, Flora, La Delille, Mme Alphonse, Rue de Cléry, Elodie, La Lebrun, La Leriche, Léontine, La Dupin, La Guérin	- *Flaubert, Correspondance, La Pléiade, t. I, p. 125.* (Lettre à Ernest Chevallier : Rouen, 21 octobre 1842) : « J'ai eu des morpions […], j'en suis guéri… » - *Flaubert, Correspondance, La Pléiade, t. I, p. 831-832.* (Plusieurs lettres d'Alfred Le Poittevin à Flaubert de 1842-1843) : « As-tu revu Elodie [...] cette garce lascive […]. L'heureux homme que tu fais ! […] tu promènes ton heureux phallus parmi le con des putains parisiennes, comme pour y puiser la vérole ; mais c'est en vain ; les cons les plus maculés te le rejettent intact… ». « Donne-moi aussi le nom de l'ancienne maîtresse de Champlâtreux, qui est chez la Lebrun, où tu la fous. »
Relâche été 1843 – fin 1845 21 → 24 ans		- *Flaubert, Correspondance, La Pléiade, t. I, p. 832.* (Lettre d'Alfred Le Poittevin à Flaubert, le 25 juillet 1843) : « Il paraît que tu ne tires plus, à en croire ta dernière lettre ». - *Flaubert, Correspondance, La Pléiade, t. I, p. 489* (Lettre à Louise Colet, 11 décembre 1847). « De 21 à 24 ans, deux ans et demi se sont écoulés sans que j'aie visité Paphos. » - *Flaubert, Correspondance, La Pléiade, t. I, p. 791* (Lettre de Maxime du Camp : Constantinople 14 juillet 1844) : « Je vois […] que tu es délivré de ton infernal séton et de tes frictions mercurielles… » - *Flaubert, Correspondance, La Pléiade, t. I, p. 793* (Lettre de Maxime du Camp : Rome, 2 octobre 1844) : « Comment va ta vérole ? » - *Flaubert, Correspondance, La Pléiade, t. I, p. 796* (Lettre de Maxime du Camp : Rome, 11 novembre 1844) : « Comment supportes-tu l'hiver ? Et ta vérole ? »

		- *Flaubert, Correspondance, La Pléiade, t. I, p. 797* (Lettre de Maxime du Camp : Alger, 8 janvier 1845) : « Et ton état nerveux ? Et ta vérole, cette bonne vérole dont tu étais si fier ? Comment tout cela va-t-il ? » - *Flaubert, Correspondance, La Pléiade, t. I, p. 505 et 1166.* (Lettre à Ernest Chevalier, Croisset, 6 mai 1849) : « Tu sauras que ton ami est, à ce qu'il paraît, rongé d'une vérole dont l'origine se perd dans la nuit des temps. On a beau traiter les symptômes qui se guérissent, elle reparaît par-ci par-là. Ma maladie de nerfs, dont je me sens parfois encore et qui ne peut guérir dans le milieu où je vis, pourrait bien n'avoir pas d'autre cause. »
Louise Colet sans exclusive 1846 - 1849	Louise Colet, Louise Pradier et d'autres comme Angèle ...	- Lettre de Maxime du Camp à Flaubert, 6 aout 1847, *in* J.-L. Douchin, *La vie érotique de Flaubert*, p. 190 : « Chez la vénérable mère Guérin […] Angèle […] un morceau superbe et digne de toi : d'une science à désespérer la mère Alphonse. Vieux, faudra baiser ça. »
Les derniers jours avant le voyage en Orient Octobre 1849	Putains, Louise Pradier, Chez la Guérin	- *Flaubert, Voyage en Orient, Folio Classique, p. 57.* « Je vécus largement, mangeaille, beuverie, putains. » « Adieux à Mme Pradier sur son escalier. » « Après le diner, moi et Bouilhet chez la Guérin. »

Le voyage en Orient

Si Kuchuk-Hanem, la merveilleuse danseuse d'Esneh en Haute Égypte, illumine sensuellement le *Voyage en Orient*, Flaubert y a eu bien d'autres relations sexuelles. Il a sans doute connu quelques dizaines de femmes dans des conditions souvent assez sordides. Il avait, dirait-on aujourd'hui une « conduite à risque », comme son complice Maxime Du Camp qui eut trois chancres, ou Sasseti son domestique affecté d'une chaude-pisse[1]. Les informations sur la maladie vénérienne de Flaubert reposent essentiellement sur ses lettres à Louis Bouilhet. Du 1er décembre 1849 au 4 mai 1851, il lui adresse 13 lettres, souvent assez pimentées ; dans sept de ces lettres, il fait état de rapports sexuels avec diverses prostituées. C'est à lui qu'il fait part de ses chancres vénériens. Dans les notes de voyage, publication posthume sous le titre *Voyage en Orient*, il fournit aussi de riches informations. Ce sont ces deux sources qui permettent de spéculer sur la nature, l'origine et l'évolution à moyen terme de sa maladie vénérienne.

Le 14 novembre 1850, de Constantinople, il confie à Bouilhet[2], avec une apparente désinvolture bravache, qu'il est atteint de chancres vénériens :

« Il faut que tu saches, mon cher monsieur, que j'ai gobé à Beyrouth (je m'en suis aperçu à Rhodes, patrie du dragon) VII chancres, lesquels ont fini par se réunir en deux, puis en un. J'ai fait avec ça la route de Marmorisse à Smyrne à cheval. Chaque soir et matin je pansais mon malheureux vi. Enfin cela s'est guarry. Dans deux ou trois jours la cicatrice sera fermée. Je me soigne à outrance. Je soupçonne une Maronite de m'avoir fait ce cadeau, mais c'est peut-être une petite Turque. Est-ce la Turque ou la Chrétienne, qui des deux ? problème ? pensée !!! voilà un des côtés de la question d'Orient que ne soupçonne pas La *Revue des Deux-Monde.* » [...] « Bonne nuit, vieux, je vais faire mes frictions. »

La contamination. Malgré l'extrême liberté de ces lettres, il est difficile de reconstituer avec exactitude la maladie vénérienne de Flaubert : on ne connaît en effet avec précision, ni la date de la contamination ni la date de découverte de la maladie.

La maladie a été découverte nous-dit-il à Rhodes, c'est-à-dire entre le 4 et 14 octobre 1850. J-B. Guinot, dans sa chronologie détaillée de la vie de Flaubert, note à la date du 13 octobre :

---

[1] Flaubert, *Correspondance*, La Pléiade, t. I, p. 705. (Lettre de Flaubert à Louis Bouilhet, Constantinople, 14 novembre 1850).

[2] *Ibid.*.

« Flaubert s'est aperçu qu'il a des chancres syphilitiques ». La durée d'incubation de la syphilis, longtemps confuse, est en moyenne de 21 jours et varierait de 10 à 90 jours. Cette durée serait « d'autant plus courte que l'infection est massive[1]». Si on prend les dates extrêmes du séjour à Rhodes et les durées extrêmes d'incubation (10 à 90 jours), la contamination se situerait entre le 7 juillet (il est à Alexandrie) et le 5 octobre (il est en quarantaine à Rhodes). Durant cette période, selon ses confidences, Flaubert a eu des relations sexuelles à quatre reprises.

1) A Beyrouth, le 30 juillet 1850 ; il participe à une « matinée » organisée par Camille Rogier, un ami de Théophile Gautier, excellent entremetteur, doté, écrit-il à Louis Bouilhet le 20 août de Jérusalem, d' « un vi énorme auprès duquel, le tien est une broquette[2] ». Cet épisode est évoqué en quelques mots dans le *Voyage en Orient* : « La petite turque, coiffure de jasmin. Fatmé mélancolique - la grosse - la maigre[3]... » ; il est décrit plus en détail dans le courrier à Bouilhet : « [Rogier] nous a donné une matinée de tendrons. J'ai foutu trois femmes et tiré quatre coups – dont trois avant le déjeuner, le quatrième après le dessert. » Une de ces femmes avait une branche de jasmin dans les cheveux. Gustave aurait bien voulu poursuivre avec la maquerelle « cette frasque pour couronner l'œuvre et donner de [lui] une bonne opinion ». Mais comme cette femme, il l'avait « refusée au commencement, elle n'a pas voulu » à la fin. Surtout il précise que « ces dames étaient des femmes de la Société, comme on dirait chez nous, et qui par l'entremise de la bonne maquerelle faisaient des passes pour leur plaisir et aussi pour un peu d'argent. »
Flaubert pourrait donc avoir « gobé » ses sept chancres au cours de cette matinée du 30 juillet 1850, ce qui supposerait une incubation particulièrement longue, comprise entre 67 et 77 jours.

---

[1] Article « Syphilis » in Maurice Rapin (dir.), *Le grand dictionnaire encyclopédique médical*, Paris, 1986, Flammarion T II, p.,1243

[2] Flaubert, *Correspondance*, La Pléiade, t. I, p. 664. (Lettre de Flaubert à Louis Bouilhet, Jérusalem 20 août 1850).

[3] Flaubert, *Voyage en Orient* (Folio Classique), p. 230

2) À Jérusalem où il passe quelques jours après avoir quitté Beyrouth, il note dans son journal, à la date du 22 Août : « Vers midi, dans une rue voisine de notre hôtel, femme chrétienne, un peu âgée, noire, laide, sale, beaux yeux, nez droit, vilaines dents ; à gauche chambre, matelas noir. » Si la contamination avait eu lieu ce jour-là, à Jérusalem, la durée d'incubation serait bien longue, comprise entre 44 et 54 jours.

3) Le voyage se poursuit vers Damas. C'est là, selon le docteur Germain Galérant et avec lui Jacques-Louis Douchin, qu'aurait eu lieu la contamination. Ils se fondent probablement sur les durées d'incubation[1]. Flaubert écrit dans une lettre du 4 septembre à Bouilhet, après avoir évoqué, nostalgique, les épaules des femmes de 30 ans, et vanté la beauté de « l'adolescent de Damas » : « Nous y vivons plus chastement que partout ailleurs[2] ». Cette chasteté ne devait pas durer longtemps car, quelques jours plus tard, il fait état dans le Voyage en Orient, d'une « course vénérienne » le 11 septembre, dans le quartier chrétien, avec une « enfant de 17 ans environ, fraîche, arrivant en loques. La vieille a voulu à toute force l'affubler d'un pantalon rose – et du reste, que je n'ai pas laissé achever[3]. » Si la contamination avait eu lieu ce jour-là, à Damas, la durée d'incubation serait comprise entre 24 et 34 jours, soit assez proche des durées moyennes.

4) De retour à Beyrouth, Flaubert qui affirmait dans sa lettre à Bouilhet avoir « gobé [ses chancres] à Beyrouth » pourrait en effet avoir été contaminé lors de ce second séjour, au cours d'une autre « matinée » organisée par Rogier, probablement le 30 septembre. Elle n'est évoquée que dans le *Voyage en Orient* : « Matinée chez Rogier, moins agréable que la première, les dames ayant moins d'entregent et me paraissant d'ailleurs

---

[1] Jacques-Louis Douchin, *La vie érotique de Flaubert*, Paris, Carrere, J.J. Pauvert, 1984, p.119.

[2] Flaubert, *Correspondance*, La Pléiade, t. I, p.676. (Lettre de Flaubert à Louis Bouilhet, Damas, 4 septembre 1850).

[3] Flaubert, *Voyage en Orient* (Folio Classique), p 292. On peut noter que Kuchuk Hanem avait aussi un pantalon rose !

appartenir à une classe de la société moins relevée[1]... » Dans cette hypothèse, l'incubation aurait été particulièrement brève, entre 4 et 14 jours.

Le traitement. Flaubert, ayant constaté ses chancres à Rhodes, a entrepris aussitôt un traitement à la fois local et général comportant sans doute du mercure que l'on considérait alors comme le traitement « spécifique » de la syphilis. Citons à nouveau la lettre de Constantinople[2] : « Chaque soir et matin je pansais mon malheureux vi. Je me soigne à outrance. [...] Je vais faire mes frictions. »

Le traitement local du chancre a sans doute fait appel à l'onguent napolitain, un onguent mercuriel concentré : « On panse d'abord les chancres avec un peu de charpie fine trempée dans l'eau de guimauve ou recouverte de cérat frais [...] On enduit la charpie de pommade napolitaine... » lit-on dans le dictionnaire médical de Nysten de 1845[3]. L'onguent napolitain est un mélange de mercure métal et de corps gras, utilisé depuis des siècles. Il faut souligner ici l'intérêt antiseptique du mercure utilisé par voie locale que ce soit le mercure métal, certains de ses sels comme le calomel, ou ultérieurement des composés organiques comme le « mercurochrome ». On utilisera aussi le mercure à titre préventif - « la pommade prophylactique » - avant ou après le coït.

Le traitement général, indiqué par Flaubert, consiste en des « frictions ». On utilisait ainsi depuis des siècles l'onguent mercuriel, conditionné sous forme de paquets de 2 ou 4 g chacun, et appliqué sur la peau par des frictions plus ou moins étendues sur le corps. Le mercure passait au travers de la peau expliquant la survenue d'effets secondaires généraux, en particulier une hypersalivation voire une stomatite sévère.

---

[1] Flaubert, *Voyage en Orient* (Folio Classique), p. 317.

[2] Flaubert, *Correspondance*, La Pléiade, t. I, p. 705. (Lettre de Flaubert à Louis Bouilhet, Constantinople, 14 novembre 1850).

[3] P.-H. Nysten, *Dictionnaire de médecine, de chirurgie, de pharmacie [...]*, (1814), Paris : J.-B. Baillière, 1845, 9[e]édition. Article « Chancre » p. 184.

On ne sait pas si Flaubert a consulté un médecin. De Beyrouth à Athènes, à la période clé de la maladie, il ne fut pas dans un désert médical ! Il fait état dans son Voyage en Orient des noms de 7 médecins, en particulier du Dr Eugène de Salmont, à l'étape de Milas, c'est-à-dire quelques jours après la constatation des chancres, alors qu'il pansait son « malheureux vi » matin et soir. À Smyrne, où Flaubert a passé quelques jours, il a rencontré trois médecins[1]. Mais il n'est pas exclu que Flaubert se soit traité seul, d'autant qu'il avait eu une expérience analogue quelques années auparavant, en 1843, déjà traitée par des frictions mercurielles. Dans la liste des bagages emportés par les voyageurs, on relève : « hyposulfite de soude »[2], « pharmacie », « médecine », « boite de produits chimiques ». Un onguent mercuriel était sans doute présent dans ses bagages car c'était un médicament recommandé pour de nombreuses lésions cutanées : à la fois antiparasitaire, antiseptique, antisyphilitique, etc. On utilisait aussi le calomel, un sel de mercure, par voie interne : purgatif, cholagogue, antisyphilitique etc. En 1924 encore, la « pharmacie de famille, de voyage et d'urgence » comportait du calomel à usage interne ou externe[3]. On peut noter aussi la présence dans ses bagages de l'indication « Sédillot » qui correspond certainement au gros ouvrage du chirurgien de Strasbourg, Charles Sédillot, *Traité de médecine opératoire, bandages et appareils,* illustrant la minutieuse préparation sanitaire de ce voyage. « Je me soigne à outrance » écrit donc Flaubert. Il faut reconnaître que les avis divergeaient à l'époque. Fallait-il traiter au moindre signe, voire en prévention ? Fallait-il attendre l'évolution du chancre et son induration voire les manifestations cutanées secondaires ? Ricord recommandait de commencer le traitement sitôt le diagnostic porté, au mieux avant l'induration du chancre. Flaubert a dû se soigner immédiatement et sérieusement sans conséquence iatrogène patente. En particulier il ne fait pas état d'une hypersalivation ou d'une stomatite mercurielle.

---

[1] Voyage en Orient, p. 358

[2] Il s'agit probablement soit d'hypochlorite de soude, « eau de javel » largement utilisée comme désinfectant ou d'hyposulfite de soude destiné aux pratiques photographiques de Maxime Du Camp.

[3] Dictionnaire Larousse, médical, 1924, site Bius.

La cicatrisation

Les chancres ont été constatés à Rhodes entre le 4 et le 14 octobre. Il écrit de Constantinople le 14 novembre[1] : « Enfin cela s'est guarry[2]. Dans deux ou trois jours la cicatrice sera fermée ». Le chancre a donc dû être cicatrisé vers le 16-18 novembre soit environ après 5 semaines d'évolution. C'est une durée habituelle au cours de la syphilis (3 à 6 semaines), tout comme l'existence d'une induration résiduelle pendant plusieurs mois. Flaubert fait part de cette induration à plusieurs reprises. Pense-t-il être contagieux ? À cette époque, où les concepts de contagion étaient encore très flous, il est probable que la cicatrisation cutanée devait marquer la fin de la maladie, l'induration résiduelle sous-jacente ne traduisant qu'une cicatrice sans importance.

Dix jours environ après la cicatrisation cutanée présumée, le vendredi 29 novembre, il est à Constantinople, et, comme il le raconte d'Athènes à Bouilhet, avec une jeune prostituée, Rosa : « Je l'entends qui me demande en italien à examiner mon outil pour voir si je ne suis pas malade. Or comme je possède encore à la base du gland une induration et que j'avais peur qu'elle s'en aperçût, j'ai fait, j'ai fait le monsieur et j'ai sauté à bas du lit en m'écriant qu'elle me faisait injure que c'était des procédés à révolter un galant homme, et je me suis en allé, au fond très embêté de n'avoir pas tiré un si joli coup, et très humilié de me sentir avec un vi in-présentable[3]». Il se console de cet échec quelques jours plus tard, dans un autre lupanar, chez Antonia, une ancienne maîtresse de son drogman : « Nous avons baisé des Grecques et des Arméniennes passables[4]. »

---

[1] Flaubert, *Correspondance*, La Pléiade, t. I, p. 705. (Lettre de Flaubert à Louis Bouilhet, Constantinople, 14 novembre 1850).

[2] Flaubert s'amuse à utiliser cette forme ancienne de *guérir*, bien connue dans le milieu médical par la formule d'Ambroise Paré : « *Je le pansay, Dieu le guarist* ». Le verbe garir ou guarir figure dans le *Mémento du patois normand* de A.G. de Fresnay, C. Métérie, Rouen 1885.

[3] Flaubert, *Correspondance*, La Pléiade, t. I, p. 729. (Lettre de Flaubert à Louis Bouilhet, Constantinople, 29 novembre 1850).

[4] Ibid, p. 730.

Tableau 6
Le voyage de Flaubert en Orient (1850-1851) :
de l'Égypte vers la France

2 juillet 1850	Départ du Caire en paquebot pour Alexandrie	
17 juillet	Départ d'Alexandrie pour Beyrouth	
19 juillet	Arrivée par mer à Beyrouth en venant d'Alexandrie	
19 au 23 juillet	En quarantaine à Beyrouth	
23 juillet au 31 juillet	1er séjour à Beyrouth et excursions	Le 30 juillet « matinée » chez Rogier avec la petite turque… ; lettre à Bouilhet du 20 août : « j'ai foutu trois femmes et tiré quatre coups ».
31 juillet au 9 août	Voyage vers Jérusalem	
9 au 23 août	À Jérusalem et alentour	Le 22 août : « femme chrétienne, un peu âgée, noire, laide, sale, beaux yeux, nez droit, vilaines dents ; à gauche chambre, matelas noir. »
23 août au 1er septembre	Voyage de Jérusalem à Damas	
1er au 12 septembre	Séjour à Damas	Le 11 septembre : « course vénérienne » dans le quartier chrétien ; « une enfant de 17 ans environ, fraîche… pantalon rose… »
12 au 26 septembre	Voyage de Damas à Beyrouth	

26 septembre au 1er octobre	2e séjour à Beyrouth	Le 30 septembre, « Matinée chez Rogier, moins agréable… les dames ayant moins d'entregent. »
1er au 4 octobre	Voyage en bateau vers Rhodes via Chypre	
4 au 8 octobre	En quarantaine à Rhodes	Découverte de « VII chancres ».
9 au 14 octobre	Séjour à Rhodes et excursions dans l'île.	
14 au 15 octobre	Voyage en bateau de Rhodes à Marmaris	
15 au 26 octobre	Voyage à cheval de Marmaris à Smyrne	« Je me soigne à outrance »
26 octobre au 8 novembre	Séjour à Smyrne	
8 au 12 novembre	Voyage en bateau de Smyrne à Constantinople	
du 12 novembre au 15 décembre	Séjour à Constantinople	Lettre à Bouilhet auquel il annonce ses chancres. Guérison des chancres vers le 16-18 novembre. Va 2 ou 3 fois au bordel, dont le 29/11 (avec Rosa) et le 2/12 chez Antonia (« grecques et arméniennes passables »).
du 15 au 19 décembre	Voyage en bateau pour la Grèce (via Smyrne)	
19 décembre	Arrivée à Athènes	Lettre à Bouilhet : Récit de l'affaire Rosa. Hypothèse d'une roséole et de condylomes ultérieurs.

10 février 1851	Patras	Lettre à Bouilhet : « L'induration quoique coriace encore, paraît vouloir s'en aller. » Alopécie.
11 mars	À Naples	Lettre à Rogier : « à peine s'il reste une légère induration, mais c'est la cicatrice du brave ».
9 avril	À Rome	Lettre à Bouilhet : « J'ai passablement baisé à Naples et d'assez jolies filles ».

De Constantinople, Flaubert navigue vers la Grèce et le 19 décembre, à Athènes, il s'interroge sur l'éventuelle survenue de lésions secondaires. Le 10 février 1851, de Patras, il confie à Bouilhet[1] : « L'induration quoique coriace encore, paraît vouloir s'en aller. Le 11 mars 1851, dans une lettre de Naples à Camille Rogier[2], son complice des matinées de Beyrouth, il écrit à propos de son « infortuné braquemard » : « sache qu'il est guarry pour le moment. À peine s'il reste une légère induration, mais c'est la cicatrice du brave. » Le 9 avril, dans une lettre à Bouilhet écrite à Rome, il ne parle plus d'induration. Tout semble aller pour le mieux : « J'ai passablement baisé à Naples et d'assez jolies filles » alors que son ami Maxime Du Camp, lui, « a attrapé un rhume de culotte[3] » !

Flaubert a donc présenté l'évolution habituelle d'un chancre syphilitique avec une cicatrisation cutanée en quelques semaines et une disparition de l'induration en quelques mois.

---

[1] Flaubert, *Correspondance*, La Pléiade, t. I, p. 750. (Lettre de Flaubert à Louis Bouilhet, Patras, 10 février 1851).

[2] Flaubert, *Correspondance*, La Pléiade, t. I, p.760 (Lettre de Flaubert à Camille Rogier, Naples, 11 mars 1851).

[3] Flaubert, *Correspondance*, La Pléiade, t. I, p. 773. (Lettre de Flaubert à Louis Bouilhet, Rome, 9 avril 1851).

Le retour à la maison : quelques questions ? Flaubert a retrouvé sa mère à Rome et rentre à la maison par le chemin des écoliers : Florence, Venise, Bruxelles... De retour à Croisset, Flaubert a dû s'interroger sur la maladie qui l'a frappée et se poser quelques questions.

Est-ce bien la syphilis ? En 1850, nous l'avons dit, on ne savait pas qu'un chancre, qui est une ulcération cutanée, pouvait correspondre à plusieurs maladies très différentes. Toute ulcération génitale était donc intitulée « vérole » et, pour les savants, « syphilis ». Peu après, sur des arguments cliniques et expérimentaux, on distingua définitivement deux maladies (Bassereau 1852), le chancre induré infectant (aujourd'hui syphilitique) et le chancre mou (ou chancre simple, chancrelle ou chancroïde). Plus tard, on découvrit deux autres maladies susceptibles de provoquer un chancre : la lymphogranulomatose vénérienne et la donovanose. Enfin, on connaissait depuis longtemps l'herpès génital qui peut être responsable d'ulcérations génitales multiples, douloureuses mais très superficielles ayant pu cependant être confondues avec la syphilis. Ces distinctions furent confortées plus tard par la découverte des agents microbiens responsables.
Dans le cas de Flaubert, selon les données dont on dispose, on peut écarter la lymphogranulomatose où le chancre est cliniquement très accessoire par rapport aux adénopathies et aux suppurations ainsi que la donovanose, une maladie tropicale lointaine à l'époque. On pourrait donc discuter le chancre syphilitique et le chancre simple voire l'herpès et on ne peut s'appuyer que sur les caractéristiques cliniques des chancres et sur l'évolution de la maladie.
Un chancre syphilitique repose sur une base indurée. Cette caractéristique, dont la haute valeur diagnostique avait été bien identifiée à l'époque, plaide, chez Flaubert, en faveur d'un chancre syphilitique. L'induration du chancre débute généralement vers le 5e jour et se prolonge plusieurs mois[1]. C'est un argument déterminant pour le diagnostic rétrospectif de syphilis.

[1] Émile Littré, *Dictionnaire de médecine, de chirurgie, de pharmacie [...]*, (1854), Paris : J.-B. Baillière, 1884, 15e édition. Article « Syphilis » p. 1551,

Un chancre syphilitique est en général indolore. Fut-ce le cas ? Jean Pommier[1] a souligné que le trot du mulet à Rhodes était pénible ; mais que de retour sur le continent, [Flaubert] « tint bon pendant une chevauchée de plus de 10 jours » alors que « chaque soir et matin [il] pansait son malheureux vi. » On doit en conclure que le chancre était peu ou pas douloureux. Ce fait exclut *a priori* une primo-infection herpétique généralement très douloureuse.

Un chancre syphilitique est en général unique. Or Flaubert, nous dit-il, eut sept chancres sur la verge évoluant progressivement vers un chancre unique. *A priori* deux hypothèses sont à retenir :

- soit une vantardise de Flaubert, fier de ses chancres, comme il l'avait été en 1843 de sa première « vérole », ou comme le sera Maupassant plus tard, fier au point de les multiplier ; c'est improbable ;
- soit l'existence d'un « chancre mixte », c'est-à-dire l'association au même point d'entrée d'une infection syphilitique et d'une infection par le bacille de Ducrey, c'est-à-dire un chancre mou ou chancre simple. Cette hypothèse permettrait d'expliquer le nombre initialement élevé de ses chancres et l'induration prolongée.

Mais elle remet en cause la question de la contamination. La durée de contamination du chancre simple étant très brève, quelques jours, la maladie ayant été découverte à Rhodes, on doit penser que la contamination pour le chancre simple s'est produite à Beyrouth le 30 septembre. En d'autres termes, il aurait « gobé » la syphilis avec la chrétienne de Damas au pantalon rose, et les multiples chancres simples avec une ou plusieurs de ces « dames ayant moins d'entregent » de Beyrouth. La petite turque à la branche de jasmin serait donc parfaitement innocente ; voici une heureuse nouvelle pour la question d'Orient !

À quelle évolution s'attendre ? On le savait : après le chancre d'inoculation syphilitique, après une phase de silence clinique, surviennent les manifestations secondaires. Flaubert les connaissait : il évoque la roséole, la plus caractéristique de ces lésions : « les roses ». Il évoque aussi les « crêtes de coq » qui

[1] Jean Pommier, « Les Maladies de Flaubert », *Le progrès médical,* 1947, n° 15-16, p. 408-416. (voir p. 415).

étaient alors considérées comme d'origine syphilitique et qui sont en réalité d'origine virale. Il annonce ainsi à Bouilhet le 19 décembre 1850 son prochain retour, le retour de l'ami syphilitique : « Au printemps prochain, tu me reverras avec les roses et les crêtes de coq[1]. » Il n'est pas fait état de lésions cutanées. Flaubert savait aussi que la syphilis peut provoquer une alopécie. Le 10 février 1851, il confie à Bouilhet : « Mais quelque chose qui s'en va aussi, ce sont mes cheveux. Tu me reverras avec la calotte ? J'aurai la calvitie de l'homme de bureau, celle du notaire usé, tout ce qu'il y a de plus couillon en fait de sénilité précoce[2]. » L'alopécie au cours de la syphilis était connue depuis la Renaissance, rapportée à une « vapeur virulente dirigée vers les parties supérieures ». À la grande époque de la syphilis, au XIXe siècle, l'alopécie était en fait assez rare : Cullerier faisait état de 5 cas parmi les 128 patients qu'il avait en charge[3]. Elle correspondait à des lésions cutanées de syphilis secondaire généralement réparties irrégulièrement sur les zones latérales du crâne. Ultérieurement les cheveux repoussaient. Or, si la perte des cheveux de Flaubert coïncide chronologiquement avec la maladie vénérienne, on constate que son alopécie frappe le sommet du crâne, la calotte ; que ses cheveux n'ont jamais repoussé ; qu'il avait l'âge où débute souvent l'alopécie androgénétique banale, et, comme le souligne Orhan Pamuk, cette chute des cheveux est survenue dans un contexte de grand épuisement physique[4]. De retour à Croisset, Flaubert évoque la chute de ses cheveux : « La chaleur, le turban, les soucis et une P… de vérole peuvent bien être la cause de cette sénilité précoce du plus bel ornement de ma tête[5]. » Objectivement, on ne dispose

---

[1] Flaubert, *Correspondance*, La Pléiade, t. I, p. 724. (Lettre de Flaubert à Louis Bouilhet, Athènes, 19 décembre 1850).

[2] Flaubert, *Correspondance*, La Pléiade, t. I, p. 749. (Lettre de Flaubert à Louis Bouilhet, Patras, 10 février 1851).

[3] Cullerier, « Alopécie syphilitique », in *Dictionnaire de médecine et de chirurgie pratiques*, 1829-1836, Paris, Gabon, Méquignon-Marvis, J.-B Baillière, t. 2, 1829, p. 70.

[4] Orhan Pamuk, *Monsieur Flaubert, c'est moi !* Site : flaubert.univ-rouen. fr

[5] Flaubert, *Correspondance*, La Pléiade, t. II, p. 33. (Lettre à Ernest Chevallier du 17 janvier 1852).

donc d'aucun argument pour évoquer chez Flaubert une évolution ultérieure de la syphilis.

Mais il faut bien intégrer l'idée que les connaissances sur la syphilis ne cessent d'évoluer rapidement et que l'on est entré, vers 1875-1880, dans une conception beaucoup plus pessimiste de la maladie. Fournier rattache à la syphilis certaines maladies chroniques d'origine indéterminée comme la paralysie générale ou le tabès ; on y rattache aussi des maladies vasculaires comme « l'aortite syphilitique ». L'idée que l'on pouvait se faire du pronostic de la syphilis en 1850 et en 1900 fut sensiblement différente intégrant progressivement l'idée de complications tertiaires : neurologiques, vasculaires ou osseuses. La syphilis au XIXe siècle est ainsi une tragi-comédie. Elle commence joyeusement dans la légèreté : chacun veut avoir sa vérole ; on s'en amuse ; les risques sont si faibles alors qu'on en tire tant de bonheur ! Elle s'achève dans le drame, dans une véritable « psychose syphilitique » qui dura longtemps et concerna toutes les branches de la médecine. Vers 1970 encore, toute personne hospitalisée bénéficiait d'un test sérologique, le BW[1], qui permettait d'identifier toutes celles qui avaient eu une syphilis au cours de leur vie.

Après le voyage en Orient

Un traitement au mercure. De retour à Croisset la vie reprend, une vie de travail, longtemps sans grande fantaisie. Certes il semble guéri : « À force de frictions la chose s'est enfin remise, et d'ici peu va complètement disparaître. Pour achever de me rincer, je m'ingurgite des tonnes de salsepareille. Bref je peux maintenant me présenter avantageusement en société[2]. » Mais faut-il poursuivre un traitement ? Certainement conseillé par son frère Achille, Gustave a poursuivi longtemps un traitement

[1] Bordet Wasserman : test sérologique inventé vers 1910 permettant d'identifier les individus ayant été affectés de la syphilis au cours de leur vie.

[2] Flaubert, *Correspondance*, La Pléiade, t. I, p. 760. (Lettre de Naples à Camille Rogier du 11 mars 1851).

antisyphilitique. Le traitement de base était toujours le mercure sous différentes formes. À côté des frictions de mercure métal (onguent napolitain et ses variantes), on disposait de toute une gamme de substances mercurielles à ingérer sous forme de pilules ou de solutés comme la liqueur de Van Swieten ou le soluté d'iodure de mercure de Magendie. On utilisait aussi depuis quelques années (1836) l'iodure de potassium, utilisé sur des bases empiriques dans toute une série de maladies dont la syphilis[1]. Dans le dictionnaire pharmaceutique Dorvault dont la première édition a été publiée en 1844[2], on cite aussi la « liqueur antivénérienne de Rouen[3] » qui était à base de salsepareille, cette plante d'Amérique centrale dont les racines avaient des vertus sudorifiques. Il voulut un temps consulter le grand syphiligraphe du temps, Ricord ? Mais il n'a pas consulté Ricord et a poursuivi un traitement mercuriel pendant plusieurs années.

Une glossite. Durant l'été 1854 dans le calme de Croisset alors qu'il écrivait Madame Bovary, Gustave Flaubert a eu une glossite aiguë très sévère. Il en fait part à Louis Bouilhet[4] : « J'ai été pris samedi, au soir, d'une telle inflammation à la langue que j'ai cru qu'elle se transmutait en celle d'un bœuf. Elle me sortait de la gueule que j'étais obligé de tenir ouverte. J'ai durement souffert ! Enfin depuis hier cela va mieux, grâce à des sangsues et à de la glace. Il est probable que je suis tellement saturé de mercure que je n'en peux plus porter. On va avoir recours à une autre confiture. » Cette « autre confiture » ce fut sans doute l'iodure de potassium. Ce traitement commençait à être couramment utilisé à l'époque en particulier pour les syphilis tertiaires. Quelques jours plus tard, il parle d'une « salivation

---

[1] Louis S. Goodman et Alfred Gillman, *The pharmacological basis of therapeutics*, Second edition, New york : The Macmillan Company, 1956, p. 827.

[2] Cet ouvrage a été consulté par Flaubert (édition de 1850) selon M. Pommier pour l'écriture de l'empoisonnement de Madame Bovary. Dans l'édition de 1987 on retrouve toutes les préparations classiques de pommades, onguents, solutés…

[3] *L'officine*, Paris : Vigot, 1987

[4] Flaubert, *Correspondance*, La Pléiade, t. II, p. 562. (Lettre de Croisset à Louis Bouilhet du 2 août 1854).

mercurielle des plus corsées » et évoque un « tubercule », probablement dans la bouche, peut-être sur la langue, et précise[1] : « Je n'irai pas voir le grand homme Ricord avant six belles semaines d'ici, et je vais continuer à me bourrer d'iodure. » Trois jours après il écrit[2] : « Je n'irai pas à Paris voir Ricord parce que 1e je n'ai pas d'argent, et 2e que je juge la chose peu utile. Farce, mon cher monsieur : mon polisson de tubercule qui avait enflé prodigieusement pendant toute la semaine que j'ai pris des remèdes, depuis que je ne fais rien du tout (sauf de ne pas fumer) diminue d'heure en heure et je ne serais pas étonné si, dans trois ou quatre jours d'ici, il avait complètement disparu. » Enfin le 17 août[3] : « Ai-je gueulé ! J'ai relu tout haut [...] ; Il va sans dire que ce régime a fait le plus grand bien à ma langue, ce qui achève de me donner pour la médecine une mince considération, car je me suis guarry en dépit des règles et recommandations. »

Cet épisode de l'été 1854 est d'interprétation incertaine. Flaubert a donc présenté un tableau de glossite aiguë se traduisant par une augmentation très rapide et très importante du volume de la langue. Le *Dictionnaire des sciences médicales* cite parmi les causes, l'emploi du mercure, l'attaque d'épilepsie, les caries dentaires, la piqûre d'un insecte venimeux...[4] et rapporte une série d'observations semblables d'évolution généralement favorable en quelques jours. Cinquante ans plus tard, Le *Nouveau Dictionnaire de médecine et chirurgie pratique* décrit ce tableau sous le nom de « Glossite parenchymateuse » et évoque les mêmes causes[5]. On pourrait naturellement s'orienter vers une glossite mercurielle. Mais un tel diagnostic n'est pas convaincant car le tableau observé a été de début très aigu, apparu le soir du

---

[1] Flaubert, *Correspondance*, La Pléiade, t. II, p. 563. (Lettre à Louis Bouilhet, Croisset 7 août 1854).

[2] Flaubert, *Correspondance*, La Pléiade, t. II, p. 565. (Lettre à Louis Bouilhet, Croisset 10 août 1854).

[3] Flaubert, *Correspondance*, La Pléiade, t. II, p. 567. (Lettre à Louis Bouilhet, Croisset 17 août 1854).

[4] Breschet et Pinot, « Glossite », in *Dictionnaire des sciences médicales* par une société de médecins et de chirurgiens, Paris : Panckoucke, 1812-1822, vol. 18, p. 484-497.

[5] Article « Langue » in *Nouveau Dictionnaire de médecine et chirurgie pratique*, Paris : J.-B. Baillère, 1875, t. 20, p. 111-218.

29 juillet 1854, et ne semble pas avoir été associé ou précédé d'une stomatite mercurielle sévère. La veille encore, Flaubert avait rendu visite à la compagne de Bouilhet ; il n'était sans doute pas malade. Quelques jours auparavant, il avait été à Paris. Il avait peut-être commis quelques polissonneries et aurait rencontré une de ses « cocottes » préférées, Beatrix Person, cette actrice qu'il fréquenta régulièrement durant au moins 4 ans. Aujourd'hui, devant un tel tableau de macro glossite aiguë transitoire, on évoquerait un phénomène allergique, par exemple, une piqûre ou du venin de guêpe ou une localisation linguale dominante d'un œdème allergique de Quincke. Imaginons, tout simplement, que dans la touffeur de l'été normand, une guêpe curieuse, par l'odeur de tabac alléchée, visite la bouche de Flaubert sommeillant bouche ouverte et, méchante comme le sont toutes les guêpes, lui pique la langue…

Par ailleurs, on comprend mal à quoi correspond le « tubercule » dont il parle dans sa lettre du 10 août et dont la localisation n'est pas précisée. Un tubercule muqueux de syphilis secondaire ? Une gomme de syphilis tertiaire, c'est-à-dire une sorte de petit abcès, qui concerne souvent la langue. C'est beaucoup plus vraisemblablement une tuméfaction en lien avec son mauvais état bucco-dentaire où on peut incriminer le traitement mercuriel. Mais il faut souligner que toute sa vie Flaubert a eu des problèmes dentaires : dès 1842 un dentiste lui prédit qu'il souffrira de ses dents et les perdra. Il subit d'ailleurs l'avulsion de trois dents en 1845 et a des abcès dentaires en 1846. Année après année, on retrouve dans sa correspondance des notes concernant ses problèmes dentaires et son édentation progressive. Nous y reviendrons.

Dans sa lettre du 2 août 1854 à Louis Bouilhet, où il se déclare « saturé de mercure », Flaubert poursuit, semblant faire un lien avec le mercure : « Sais-tu que j'ai le gland couleur ardoise ? Quelle farce ! » Il faut noter que le mercure, le « vif argent » ne produit pas de pigmentation cutanée à l'inverse de l'argent responsable, lui, d'une coloration bleu grisâtre de la peau. L'argyrie généralisée était assez fréquente au début XIXe siècle quand, suivant Paracelse, on traitait les maladies nerveuses, et l'épilepsie en particulier, par du nitrate (azotate) d'argent[1]. Il faut également préciser que le nitrate d'argent était utilisé localement en solution pour le traitement de lésions cutanées pouvant laisser une coloration définitive. On n'a pas d'information sur l'usage éventuel de nitrate d'argent par Flaubert ni par voie générale pour son épilepsie ni localement sur sa verge pour les chancres. Quoi qu'il en soit, cet épisode de glossite aiguë permet de savoir que le traitement mercuriel était encore poursuivi, près de 4 ans après le début de la maladie et qu'il a sans doute été complété par de l'iodure de potassium à partir de 1854.

Une syphilomanie ? Pourquoi un traitement mercuriel aussi long alors qu'il n'y avait pas d'arguments cliniques pour une poursuite évolutive de la maladie ? La réponse est simple : personne ne savait ce qu'il fallait faire ! Certains considéraient qu'il ne fallait pas traiter sans signes d'évolution de la maladie : c'était « l'observation expectante ». Pour d'autres au contraire, il fallait traiter systématiquement, précocement et longtemps, trois ou quatre ans au minimum dira Fournier[2].
En l'absence de certitude, les personnalités du médecin et du malade jouent un rôle majeur. Flaubert, que ce soit pour sa vérole avec le mercure, ou pour sa maladie nerveuse avec le bromure ou la quinine, semble avoir eu tendance à utiliser de fortes doses : le plus était le mieux ! « Je me soigne à outrance » écrit-il. Dans une certaine mesure, on pourrait le considérer comme « syphilomane », un comportement dont Littré donne, suivant ainsi Ricord, la définition suivante : « Monomanie assez fréquente dans laquelle les individus atteints, n'ayant plus aucun accident syphilitique, ou n'ayant eu que des maladies vénériennes non syphilitiques, prennent les écorchures, rougeurs ou sensations

[1] Louis S. Goodman et Alfred Gillman, *The pharmacological basis of therapeutics*, Second edition, New york : The Macmillan Company, 1956, p. 827, p.987.
[2] Article « Syphilis », in *Nouveau Dictionnaire de médecine et chirurgie pratique*, Paris : J.-B. Baillère, 1875, t. 34, p. 598-943 (voir p. 902).

génito-urinaires les plus insignifiantes pour les accidents les plus graves de la syphilis[1]. »

Un exemple nous en est apporté en juillet 1856 quand Flaubert passe quelques jours à Paris où il a une activité débordante[2]. Il doit rencontrer Bouilhet mais lui demande de ne pas venir le voir mercredi avant six heures car, précise-t-il : « J'aurai une cocotte en mon domicile[3]. » La cocotte en question était vraisemblablement Béatrix Person. Il la revoit le lendemain dans les coulisses d'un théâtre. Mais rapidement, il s'inquiète, rentre à Rouen le lendemain samedi, consulte son frère immédiatement et en fait le compte-rendu à Bouilhet : « C'était mon cher monsieur, une terreur vaine. Pas de chancre ; je suis arrivé à Rouen, samedi matin, cicatrisé et mon respectable frère n'a rien découvert. Il croit que c'était tout simplement une écorchure et qu'un chancre ne se serait pas guéri si vite. Ce n'est plus maintenant qu'un petit point rouge. Remercions les dieux[4]. » Autre exemple, en 1862, il est à Paris et s'interroge sur une lésion sexuelle récente ; il consulte son médecin, le Dr Godard[5] et lui écrit peu après : « Vous veniez de vous en aller quand M. Cloquet est arrivé. Je lui ai exhibé mon cas[6]. Il pense que ça en est et qu'un peu d'iodure ne me ferait pas de mal. » Le traitement par l'iodure de potassium débuté probablement en 1854 avait donc été interrompu ultérieurement et repris en 1862. Cinq ans plus tard, en mars 1867, Flaubert consulte à nouveau le professeur Cloquet pour une autre question uro-génitale et écrit à

---

[1] Émile Littré, *Dictionnaire de médecine, de chirurgie, de pharmacie [...]*, Paris : J.-B. Baillière, 1884, 15e édition.

[2] J.L Douchin en a fait un résumé qui illustre l'énorme activité parisienne de Flaubert : *op. cit.* p. 209.

[3] Flaubert, *Correspondance*, La Pléiade, t. II, p. 619. (Lettre à Louis Bouilhet, Paris, 22 juillet 1856). Bouilhet, vivait seul et Flaubert l'avait conseillé (!) dans une lettre du 16 septembre 1855 (La Pléiade, t. II, p. 593) : « il faut s'en tenir à la prostitution, quoi qu'en disent les socialistes et autres cagots de même farine. »)

[4] Flaubert, *Correspondance*, La Pléiade, t. II, p. 620 (Lettre à Louis Bouilhet, Croisset, 28 juillet 1856).

[5] Flaubert, *Correspondance*, La Pléiade, t. III, p. 287. (Lettre au Dr Godard, Paris, 1862-1863).

[6] Parties sexuelles

Bouilhet : « Cloquet, à qui j'ai fait tâter mes boules prétend que j'ai une maladie « fréquente chez les ecclésiastiques ». Le remède est de faire cracher son goupillon[1] ».

Cette prescription : « faire cracher le goupillon », Flaubert la respectera t'il jusqu'à la fin de sa vie ? Ne disait-on pas à Croisset, que, juste avant sa mort brutale, il aurait offert ses hommages à une jeune servante qui, dans la tenue où elle était, ne put courir chercher le médecin et se serait contentée de crier par la fenêtre[2].Quoi qu'il en fût, on n'a pas d'arguments pour penser que Flaubert, après son séjour en Orient, eut d'autres maladies vénériennes et on peut aussi noter que ses diverses partenaires connues, pendant trente ans, ne semblent pas avoir été affectées d'une maladie sexuellement transmissible.

En définitive, Gustave Flaubert a eu des contacts sexuels multiples, divers et périlleux. Il a probablement contracté une première maladie vénérienne en 1843 traitée pendant quelques mois par du mercure. En 1850, il a contracté sept chancres en Orient, probablement un chancre mixte : la syphilis lui ayant été transmise à Damas par « une enfant de dix-sept ans en pyjama rose » et le chancre simple à Beyrouth au cours d'une « matinée » riche de multiples partenaires. Ces chancres n'ont pas eu d'évolution particulière et la syphilis a sans doute guéri définitivement : vu sous cet angle, Flaubert n'était donc ni Baudelaire, ni Jules de Goncourt, ni le père Feydeau, ni Maupassant qui en sont tous morts !

À chacun sa syphilis !

---

[1] Flaubert, *Correspondance*, La Pléiade, t. III, p. 621. (Lettre à Louis Bouilhet, Paris, 26 mars 1867).

[2] J.L. Douchin, *op. cit.* p.240.

Les autres maladies de Gustave Flaubert

L'épilepsie et la syphilis furent, pendant plus de trente ans, des compagnes secrètes dans la vie de Flaubert. Même longtemps endormies, ces maladies inavouées restaient sans doute présentes dans son esprit. Il devait naturellement y rapporter tout symptôme nouveau. Quand en 1854, après quelques polissonneries à Paris, il présente une excoriation sur la verge, il s'inquiète, partant aussitôt à Rouen y consulter son frère. Quand en 1860, il tombe dans la rue, il s'interroge naturellement : est-ce une rechute de sa maladie nerveuse ; son frère questionne leur ami le docteur Jules Cloquet : « Est-il bien réel que les accidents épileptiformes soient revenus ? Ce serait désolant après une guérison apparente aussi prolongée [1] ? » Gustavec Flaubert a certainement vécu dans l'angoisse d'une reprise de ses maladies secrètes, se soignant régulièrement, sans doute à forte dose. Parmi ces traitements, certains pouvaient être mal tolérés et l'exposer à ce que l'on appelle aujourd'hui des accidents iatrogènes d'autant qu'il devait largement pratiquer l'automédication et adapter largement les doses.

Flaubert eut aussi d'autres affections organiques. Sa correspondance permet d'envisager de multiples questions de santé : Yvan Leclerc, Danielle Girard et l'équipe du Ceredi de Rouen (flaubert.univ.rouen.fr) ont publié récemment une approche thématique avec une rubrique « *Corps – Santé* » qui concerne plus de 500 lettres de Flaubert. La majorité d'entre elles concerne des maladies banales : « maux d'entrailles » ; maux de dents ; furoncles, etc., dont on mesure bien les répercussions sur sa qualité de vie.

---

[1] Flaubert, *Correspondance,* La Pléiade, t. III, p. 1078. (Lettre d'Achille Flaubert à Jules Cloquet du 17 janvier 1860).

Au cours des années, Flaubert a reçu de multiples traitements. Pour le plus grand nombre, ils ne comportaient pas de risques thérapeutiques notables comme le tilleul, la fleur d'oranger, la valériane, l'indigo, le castoréum, la salsepareille, les sangsues, ou quelques lavements. Mais Flaubert reçut aussi des traitements susceptibles de provoquer des effets secondaires notables. Prolongeant les deux chapitres précédents consacrés à l'épilepsie et à la syphilis de Flaubert, nous voulons ici envisager les six traitements majeurs utilisés chez Flaubert pour ces deux maladies : la belladone, la quinine, le mercure, l'iodure, le bromure, la saignée.

La belladone est une plante connue depuis des siècles dont on a extrait en 1831 le principal alcaloïde, l'atropine, qui a de multiples effets physiologiques. Au XIXe siècle, on utilisait la belladone pour son pouvoir « narcotique », c'est-à-dire sédatif ou hypnotique. L'usage au cours de l'épilepsie était classique : Trousseau le recommandait fortement, conseillant l'emploi de pilules de belladone à doses progressives pendant des années précisant que « la dilatation excessive des pupilles, la sécheresse incommode du gosier indiquent un effet toxique qui ne doit pas être dépassé[1] ». Flaubert a sans doute pris des pilules de belladone à partir de 1844 sans que l'on ait d'indication quant à la durée du traitement ni à sa tolérance.

La quinine est le principal alcaloïde du quinquina, un arbuste d'Amérique du Sud. On utilisa son écorce, en Europe, à partir du milieu du XVIIe siècle : la « poudre des jésuites ». Elle faisait des miracles pour le traitement des « fièvres ». En 1820, Pelletier et Caventou en isolèrent la quinine. On démontra rapidement son action extraordinairement efficace pour guérir les « fièvres tropicales », en l'occurrence le paludisme, très fréquent en Afrique du Nord : « En Algérie, disait-on, les seules colonies florissantes, ce sont les cimetières ! » En 1833, à Bône, le médecin militaire François-Clément Maillot vint à bout de cette hécatombe en

[1] Armand Trousseau, *Clinique médicale de l'Hôtel-Dieu de Paris*, Paris : J.-B. Baillière, 3e édition, 1868, 3 volumes, vol. II, p. 146.

utilisant le sulfate de quinine. Il mit au point le traitement curatif du paludisme ainsi que sa prophylaxie. Après 1850, la quinine a permis la colonisation européenne de l'Afrique, qui ne fut plus « la tombe de l'homme blanc ». Ce médicament exceptionnel contribua aussi à l'assainissement de certaines régions françaises comme la Sologne, les Dombes ou le marais Vernier près de Rouen qui étaient alors des foyers endémiques de fièvres palustres.

Flaubert, lors d'un voyage avec Maxime Du Camp en Bretagne, présenta une « crise nerveuse » à Tours. Bretonneau, le célèbre médecin qui avait été à l'origine de l'identification de la diphtérie et de la fièvre typhoïde, lui prescrivit de fortes doses de quinine. Maxime Du Camp écrit[1] : « Pendant que nous étions à Tours, Flaubert subit une crise nerveuse. Je fis appeler le docteur Bretonneau [...] Il ordonna le sulfate de quinine mais dans des proportions telles, que je fus effrayé et me permis quelques objections. Le docteur Bretonneau m'écouta avec patience et me répondit : " Le sulfate de quinine n'est bon à rien s'il ne produit pas dans l'organisme l'effet d'un coup de canon" »
Si la quinine n'eut probablement aucun effet sur l'épilepsie de Flaubert, la poursuite probable du traitement au cours des années suivantes, en particulier durant le séjour en Orient, a pu prévenir les fièvres périodiques, le paludisme.
L'usage de la quinine à dose normale est dans l'ensemble bien toléré alors que la quinine à dose élevée et prolongée est responsable d'un ensemble de symptômes généraux, neurologiques et digestifs dénommé « cinchonisme » qui ne semble pas avoir affecté Flaubert.

Le mercure a été introduit en thérapeutique au début de la Renaissance. Ce fut, pendant quatre siècles, le grand médicament antisyphilitique. Ce métal était utilisé en externe pour son activité antiparasitaire et antiseptique ; on l'appliquait sous forme d'onguent sur les lésions réputées syphilitiques. En interne, on le faisait pénétrer dans l'organisme au travers de la peau par des frictions puis sous forme de pilules.

---

[1] Maxime Du Camp, Souvenirs littéraires, Paris : Hachette, 1882-1883, 2 vol., t. I, p. 178 et ss.

Flaubert eut recours au mercure probablement à deux périodes de sa vie. Comme nous l'avons dit, il eut probablement durant l'été 1843, une maladie vénérienne à laquelle Maxime Du Camp fait référence dans une lettre, déjà citée, de Constantinople[1]. Surtout, durant le voyage en Orient il usa du mercure par voie externe pour ses chancres (onguent napolitain) et par frictions. Ce traitement, longtemps poursuivi, revient dans sa correspondance en 1854 où il s'affirme « tellement saturé de mercure ».
L'intoxication mercurielle aiguë comporte une stomatite sévère qui peut conduire à une perte des dents et une nécrose des alvéoles. L'intoxication chronique, qui peut s'observer dans certaines industries ou en cas de traitement incontrôlé, entraîne stomatite, colite et des troubles du système nerveux central : « changements de comportements, dépression, insomnie et occasionnellement des hallucinations ». Cette intoxication chronique est d'évolution lente et le sujet peut rester ainsi malade pendant des années[2]. Flaubert en fut-il affecté ?

L'iodure de potassium. En 1854, après une glossite aiguë, alors qu'il est « saturé de mercure », Flaubert « va avoir recours à une autre confiture » et débute probablement un traitement au long cours par l'iodure de potassium. Ce médicament était utilisé depuis quelques années (1836) sur des bases empiriques dans toute une série de maladies dont la syphilis[3]. On appliquait une règle du temps, formant en allemand un gentil couplet :

« *Wenn man nicht weiß wieso und warum,*
Dann gibt man Jodkalium"
[Quand on ne sait pas comment ni pourquoi,
alors on donne de l'iodure de potassium.]

---

[1] Flaubert, *Correspondance*, La Pléiade, t. I, p. 791. (Lettre de Maxime Du Camp à Flaubert, Constantinople, 14 juillet 1844).
[2] Louis S. Goodman et Alfred Gillman, *The pharmacological basis of therapeutics*, Second edition, New- York : The Macmillan Company, 1956, p. 973.
[3] Louis S. Goodman et Alfred Gillman, *The pharmacological basis of therapeutics*, Second edition, New- York : The Macmillan Company, 1956, p. 827.

Ce traitement n'était pas anodin. Il peut être responsable d'un tableau toxique chronique connu sous le nom de « *iodisme* » qui comporte de nombreux symptômes en particulier stomatologiques, respiratoires ainsi que des lésions cutanées d'allure acnéiforme touchant la face et la poitrine[1]. Ces symptômes disparaissent en quelques jours après arrêt du traitement. Flaubert en fut-il affecté ?

Le bromure. Nous l'avons dit : le bromure fut une grande nouveauté au milieu du XIXe siècle, modifiant radicalement et pour un demi-siècle le traitement de l'épilepsie et de sa prise en charge jusqu'à la découverte des barbituriques. Il apporta le calme dans les asiles. La proximité chimique du brome (Balard 1826) avec l'iode fit tester le bromure dans les mêmes indications que l'iodure. On constata un effet sédatif et le bromure fut utilisé au cours de l'épilepsie dans les années 1860. On sait que Flaubert prit du bromure, mais on ne sait pas quand il débuta ce traitement. Gastaut évoque les années 1860. Quant à Flaubert, il évoque ce traitement en mars 1875 ; il lui aurait été prescrit pour une « névrose accompagnée de rhumatismes » : « Hier, je me suis fait examiner par deux médecins – et je vais prendre du bromure de potassium. C'est le commencement[2] ! »

Quelques jours plus tard, s'il se plaint d'un effet secondaire cutané[3]. Il souligne son efficacité sédative[4] : « Depuis que je prends du bromure de potassium, dès 11 heures du soir, je dors debout. » Le bromure, à dose habituelle, provoque une sédation ; à forte dose[5] : « une lassitude marquée, une perturbation des

[1] Louis S. Goodman et Alfred Gillman, *The pharmacological basis of therapeutics*, Second edition, New- York : The Macmillan Company, 1956, p. 824.

[2] Flaubert, *Correspondance* , La Pléiade, t. IV, p. 912 (Lettre à Edma Roger des Genettes, Paris, 12 mars 1875).

[3] Flaubert, *Correspondance*, La Pléiade, t. IV, p. 917 (Lettre à Léonie Brainne, Paris, 16 mars 1875).

[4] Flaubert, *Correspondance*, La Pléiade, t. V, p. 1093. (Lettre à Ivan Tourgueneff, Paris, 19 mars 1875).

[5] Louis S. Goodman et Alfred Gillman, *The pharmacological basis of therapeutics*, Second edition, New- York : The Macmillan Company, 1956, p. 159-162.

processus intellectuels, un affaiblissement de la pensée et de la parole, un amortissement des perceptions et des défaillances de mémoire. » La pharmacologie nous apprend aussi que le bromure est très lentement éliminé du corps. On comprend ainsi le *bromisme*, qui est un empoisonnement cumulatif responsable de troubles mentaux – une psychose toxique – et de troubles cutanés acnéiformes de la face. Dans sa correspondance, Flaubert évoque des lésions cutanées de la face, un eczéma au front qu'il rapporte au bromure et pour lequel il envisage un traitement par l'arsenic : la liqueur de Fowler.
On peut raisonnablement affirmer que Flaubert a présenté des manifestations iatrogènes sévères induites par la prise de bromure et confirmer ainsi le jugement de certains de ses amis, comme Alphonse Daudet, incriminant la prise de bromure dans « sa lutte avec les mots ».

La brûlure de la main droite, survenue en janvier 1844, était une brûlure du 2e degré profond puisque Flaubert en garda pour toujours une cicatrice. Cette brûlure aurait été consécutive à l'application par erreur d'eau trop chaude sur la main pour faciliter une saignée. Une immersion dans l'eau chaude - « *manuluve* » - était courante avant de procéder à une « action dérivative », c'est-à-dire une saignée, un sinapisme, un « vésicatoire », c'est-à-dire l'application d'un produit provoquant la formation d'ampoules. La saignée se faisait le plus souvent au pli du coude par incision au bistouri d'une veine. Mais, précise le dictionnaire de Nysten de 1845, « si l'on n'a pas l'habitude de saigner, il vaut mieux ouvrir la veine du dos de la main ou de l'avant-bras qui présenterait le plus de volume, en ayant soin de plonger auparavant le membre dans un bain chaud [1] ».
Ainsi qu'il a été dit plus haut, cette interprétation de la brûlure est suspecte. C'est Maxime Du Camp qui la fournit, transcrivant sans doute ce que les proches de Flaubert lui auraient dit. On a du mal à croire qu'un chirurgien aussi expérimenté que le père Flaubert puisse être responsable de cette erreur. Mon hypothèse est la suivante : Flaubert est dans sa chambre ; on est en hiver ; il

---

[1] P.-H. Nysten, *Dictionnaire de médecine, de chirurgie, de pharmacie [...]*, (1814), Paris : J.-B. Baillière, 1845, 9e édition. p. 720.

dispose d'une cheminée à foyer ouvert ; il présente une crise ; perd connaissance ; chute ; se brûle la main ; naturellement il ne se souviendra pas de la crise. On lui a porté secours. La brûlure est au second plan… Il sort du coma post-critique et se plaint d'une douleur à la main. On le rassure et on invente pour l'apaiser la fable de l'eau bouillante. Achille-Cléophas l'assume. Dans sa correspondance, nous l'avons vu, Flaubert évoque cette brûlure sans commentaire quant à son origine.

Tableau 7
La pathologie iatrogène de Gustave Flaubert

	Indication thérapeutique 1) Épilepsie 2) Syphilis		Effets secondaires possibles 3) Neuropsychologiques. 4) Stomatologiques 5) Dermatologiques		
Belladone	1		3	4	
Quinine	1		3		
Mercure		2	3	4	
Iodure		2		4	5
Bromure	1		3		5
Brûlure	1				5

Les autres maladies de Flaubert

Un colosse en surcharge pondérale. Par rapport aux hommes de son époque, Flaubert était un colosse : il mesurait 1,83 m, alors que la taille moyenne était de 1,66 m. A vingt ans déjà il écrit : « Je deviens colossal, monumental : […] Je ne fais que souffler[1] ». Ses activités physiques étaient limitées. Il nageait volontiers en Seine, en face de chez lui. « Tous les soirs, avant mon dîner je barbote comme un marsouin. C'est ma seule distraction[2] » écrivait-il en 1870 et, sept ans plus tard : « Je ne

[1] Flaubert, *Correspondance* , La Pléiade, t. I, p. 82. (Lettre à Ernest Chavalier, Rouen, 7 juillet 1841).
[2] Flaubert, *Correspondance* , La Pléiade, t. IV, p. 212. (Lettre à Jeanne Tourbey - Loynes, Croisset, 22 juillet 1870).

vois personne, je nage tous les soirs[1] ». Vers 1870, il pesait 240 livres soit une franche obésité (IMC 36) et un surpoids de plus de 30 kg. On imagine aisément un diabète, une athérosclérose, une hypertension artérielle[2] et d'importants risques cardiovasculaires.

Des troubles respiratoires : Gustave Flaubert eut de nombreux symptômes respiratoires. Il fait état de rhumes, de grippes, d'angines à répétition, de toux. Il est tabagique depuis l'adolescence. Il se chauffe au bois. Il décrit les difficultés de l'effort physique, par exemple la montée des escaliers : « on est si bien à Croisset, quelle paix et puis plus de redingotes à mettre ! Plus d'escalier à monter[3]». Il présentait sans doute une bronchite chronique,

De multiples problèmes dentaires : Toute sa vie Flaubert a eu des problèmes dentaires. En 1842, à Paris, il souffre horriblement et un dentiste parisien, Toirac, lui prédit alors qu'il souffrira de ses dents et les perdra[4]. Il subit l'avulsion de 3 dents en 1845, puis il a des abcès (1846, 1853). En 1853, il dit que sa « bouche n'est pas présentable ». Il a des « glandes sous le cou », de la fièvre ; ne peut manger que de la mie de pain[5]. Des problèmes dentaires sont régulièrement évoqués dans sa correspondance et en 1879, il écrit : « j'ai mal aux dents. Ou plutôt à la seule dent d'en haut qui me reste. » Dans cette édentation progressive qui correspond à une maladie parodontale, on doit souligner la responsabilité du tabac[6] et on ne peut écarter le rôle d'une stomatite iatrogène, en particulier mercurielle. Il fait référence à l'odontine (mélange aromatisé de magnésie et d'un

---

[1] Flaubert, *Correspondance* , La Pléiade, t. V, p. 260 (Lettre à Edma Roger des Genettes, Croisset, 12 juillet 1877).

[2] À l'époque, et jusqu'en 1902, on ne mesurait pas la pression artérielle.

[3] Flaubert, *Correspondance*, La Pléiade, t. V, p. 241 (Lettre à Caroline Commanville, Croisset, 3 juin 1877).

[4] Michel Winock, *Flaubert*, Gallimard : Paris : 2013, p. 60.

[5] Flaubert, *Correspondance*, La Pléiade, t. II, p. 322 (Lettre à Louise Colet Croisset, 3 mai 1853).

[6] M. Underner, I. Maes, T. Urban, J.-C. Meurice. *Effets du tabac sur la maladie parodontale*. Revue des maladies respiratoires, Vol 26, N° 10, décembre 2009, p. 1057-1073

beurre de cacao[1]) et d'une poudre dentifrice dont il existe alors une grande variété dont celles de Toirac, ainsi que de multiples eaux et élixirs dentifrices[2].

Des furoncles à répétition : À de nombreuses reprises, Flaubert fait état de « clous », c'est-à-dire de furoncles, en particulier à la face. Parfois multiples, ils peuvent conduire à un anthrax. Louise Colet a aussi des clous, « ces clous que je te donne »[3]. On trouve dans sa correspondance la notion de clous en 1846, 1854, 1862, 1863, 1864, 1866, 1867, 1870, 1879. Ces clous semblent avoir affecté fréquemment ses correspondants. Ils étaient soignés par de la « bouillie », un mot dont la signification n'est pas claire et qui ne figure pas dans les dictionnaires de l'époque ; peut-être était-ce simplement, comme aujourd'hui, un mélange de farine et d'eau ? ou une variété d'emplâtres ou de cataplasmes ?
Ces infections staphylococciques des follicules pileux étaient sans doute plus difficiles à limiter à cette époque où on ne disposait pas de moyens actuels d'hygiène, de produits antiseptiques ni d'antibiotiques et où le change du linge ou des draps était souvent plus limité. La répétition ou la multiplication de furoncles constitue la furonculose ; elle est favorisée par le diabète, l'obésité, l'existence d'un foyer de staphylocoques, en particulier dans le nez.

La maladie noire : un ulcère d'estomac. L'hypothèse d'un ulcère gastroduodénal n'a, à ma connaissance, jamais été envisagée. Les arguments pourtant ne manquent pas. Flaubert se plaint à de multiples reprises de douleurs d'estomac. En 1853 dans ses lettres à Louise Colet, il se présente comme un gastro-entérologue confirmé : « Je suis très sceptique en médecine mais très croyant en hygiène » et où il recommande à Louise de ne pas boire que de l'eau : « les maux d'estomac que tu as quelquefois

---

[1] Emile Littré, *Dictionnaire de médecine, de chirurgie, de pharmacie [...]*, (1854), Paris : J.-B. Baillière, 1884, 15e édition, p.1093.
[2] *L'officine*, Paris : Vigot, 1987.
[3] Flaubert, *Correspondance*, La Pléiade, t. I, p. 414. (Lettre à Louise Colet, Rouen, 8 décembre 1846).

viennent de là[1] ». Mais, à l'automne 1858, il évoque ses maux d'estomac atroces et affirme : « J'ai la maladie noire » ; et quelques jours plus tard, « la maladie noire m'a repris ». Or la maladie noire, selon tous les dictionnaires médicaux de l'époque, correspond au melaena, c'est-à-dire à l'émission de sang noir par l'anus[2], complication hémorragique fréquente et grave de l'ulcère d'estomac qui avait été identifié par Cruveilhier à partir de 1830. L'expression « maladie noire » a été ultérieurement comprise comme un trouble de l'humeur, un état de grande tristesse[3] se rapprochant ainsi de la classique mélancolie (bile noire). Mais dans les lettres de Flaubert, le contexte fait formellement penser à une maladie digestive : il écrit à Feydeau, le 22 octobre 1858 : « J'ai été tous ces temps-ci assez malade, physiquement ; il me prend des douleurs d'estomac atroces. Bref, j'ai la maladie noire[4] ». Et à Mademoiselle Leroyer de Chantepie, le 31 octobre 1858 : « Vous devez me croire mort, chère Demoiselle. J'ai été, il est vrai, si souffrant tous ces temps-ci, que je remettais de jour en jour à vous écrire. La maladie noire m'avait repris ; j'éprouvais des maux d'estomac atroces qui m'ôtaient toute énergie[5] ».

Ultérieurement, pendant une dizaine d'années, Flaubert parle de « crampes à l'estomac », symptôme très classique de l'ulcère gastroduodénal. En 1870, il a présenté pendant deux mois des vomissements et craignait avoir un cancer de l'estomac. Ces douleurs semblent caractéristiques de l'ulcère : douleurs périodiques qui semblent disparaître avec l'alimentation, en particulier, dans le cas présent, avec la consommation de pommes à

---

[1] Flaubert, *Correspondance*, La Pléiade, t.II, p. 425 (Lettre à Louise Colet, Croisset, 7 septembre 1853).

[2] Dans les dictionnaires de médecine du XIXe siècle, la « maladie noire » correspond au melaena grec, au morbus niger latin, c'est-à-dire l'élimination de selles noires. Émile Littré [dans le *Dictionnaire de médecine, de chirurgie, de pharmacie* (1854), Paris : J.-B. Baillière, 1884, 15e édition] se contente de renvoyer l'expression maladie noire à l'entrée melaena.

[3] Voir « Maladie » dans TLFi. Zola (1892) et Bernanos (1926) sont cités dans cette acception psychologique.

[4] Flaubert, *Correspondance*, La Pléiade, t.II, p. 837 (Lettre à Ernest Feydeau, Croisset, 22 octobre 1858).

[5] Flaubert, *Correspondance*, La Pléiade, t.II, p. 838 (Lettre à M-S. Leroyer de Chantepie, Croisset, 31 octobre 1858).

cidre vertes et de lard[1] ! On ne connaît pas le traitement éventuel de ces douleurs. Si le tableau clinique de Flaubert évoque avec une quasi-certitude un ulcère de l'estomac (ou du duodénum), on en ignorait alors la cause. On découvrit progressivement le rôle de la sécrétion acide, trop faible ou trop forte. Dans les années 1940, on fit de l'ulcère une maladie psychosomatique et le triste cortège des psychanalystes en fit ses choux gras. Depuis, on sait que l'ulcère gastro-duodénal est une maladie infectieuse, liée à un germe, l'*Helicobacter Pilori*, ce qui valut à ses découvreurs le Prix Nobel de médecine en 2005 !

Des rhumatismes. Ils sont évoqués dans de nombreuses lettres de Flaubert. Durant les années 1852-1854, il parle de rhumatismes de l'épaule droite, puis de l'épaule gauche et du cou : « les pluies de la Grèce qui me remontent », évoquant cliniquement plutôt un syndrome musculo-squelettique banal que la classique « crampe des écrivains » : « Voilà trois mois et demi que j'écris sans discontinuer du matin au soir ». Parfois la douleur l'empêche d'écrire. Mais ces rhumatismes des membres supérieurs seront relayés par des douleurs du pied, du genou, par un lumbago… avant une fracture du péroné et de nouvelles difficultés à la marche.

Un zona. Après sa mère qui en fut atteinte en 1865, Flaubert, a un zona, à Paris en 1876, une affection virale très douloureuse, appelée « feu sacré » et qu'il désigne à tort de « mal des ardents, feu Saint-Antoine », une affection qui, elle, correspond à l'ergotisme gangreneux représenté dans le retable d'Isenheim exposé au musée de Colmar.

Une fracture de la cheville. En janvier 1879, glissant sur une plaque de verglas, Flaubert se fracture la cheville. On parlera alors de « fracture du péroné ». Rétrospectivement, on pense immédiatement à une fracture de Dupuytren - du nom du chirurgien sénior du père Flaubert - c'est-à-dire à une fracture bi-malléolaire concernant les deux extrémités inférieures des os de

---

[1] Flaubert, *Correspondance*, La Pléiade, t.IV, p. 3 (Lettre à George Sand, Croisset, 1er janvier 1869).

la jambe. En fait, seule la malléole externe est fracturée : le péroné. Flaubert est immobilisé avec un « appareil », une botte de dextrine (amidon) ; il mettra plusieurs mois avant de marcher : « il y a eu dans l'articulation des désordres très graves ». Son ami et voisin Laporte, « le bon Laporte », l'aide et lui sert parfois de scribe.

Une calvitie précoce. Flaubert parle souvent de sa calvitie dans sa correspondance. Ainsi que nous l'avons dit, tout montre qu'il s'agit d'une calvitie androgénétique banale. Pour autant, Flaubert en semble très affecté comme le souligne Jean-Claude Martin dans une communication aux Amis de Flaubert en 1983[1].

Vers la vieillesse. Le jeune homme superbe, plein de force et de vie, est prématurément vieilli, affecté par toutes les maladies que nous avons évoquées mais aussi par des maux de ventre, des insomnies, la dépendance au tabac, les troubles de l'humeur, un peu d'alcool peut-être pour oublier la ruine de son « gendre » Commanville, le mari de Caroline et le désastre consécutif de ses finances. Bref, le « jeune Dieu » est devenu un « vieil homme » ! Sa vieille mère est morte en 1872. Ses vieux amis sont morts : Alfred Le Poittevin, compagnon d'enfance et de littérature, oncle du jeune Guy de Maupassant qui illuminera sa vieillesse ; Jules de Goncourt, Louis Bouilhet le poète et aussi sa chère George Sand, en 1876 : « J'ai pleuré à son enterrement comme un veau » avouera Gustave.

---

[1] Jean-Claude Martin, *Calvitie et chevelures de femmes*. Gustave Flaubert de 1851 à 1858. Les amis de Flaubert, Bulletin n° 62, p.34 1983,

La mort de Gustave Flaubert

On considère généralement que la mort subite de Flaubert, le 8 mai 1880, a été consécutive à une « apoplexie », une « hémorragie cérébrale ». Mais cette cause de la mort peut faire l'objet d'interrogations. Au début du mois de mai 1880, Flaubert est à Croisset ; il vit seul, non plus avec sa vieille servante, Julie, mais avec une nouvelle servante dont on connaît peu de chose : Suzanne. Il est apparemment en bonne santé. Il se réjouit d'avoir achevé, pour l'essentiel, *Bouvard et Pécuchet* et se prépare à partir pour Paris. Il aurait écrit à Maxime Du Camp : « Lundi prochain, j'irai embrasser ta seigneurie[1]… » Il passe la soirée du 7 mai avec son voisin et ami le docteur Fortin, un ancien médecin de marine qui, après avoir exercé au Pérou, s'était installé à Croisset. Ils déclament Corneille.

Le matin du samedi 8 mai, il mène ses activités habituelles, prend un long bain vers onze heures, rejoint son cabinet de travail et s'apprête à déjeuner. Un malaise survient alors. La servante se rend compte du drame. Flaubert meurt en quelques minutes et le docteur Tourneux constatera le décès vers midi. On ne sait pas ce qui se passe alors. De quelles aides va bénéficier la servante[2] ? Certaines personnes sont prévenues en particulier Charles Lapierre, un ami rouennais, qui serait arrivé à Croisset peu après midi, Caroline Commanville, sa nièce, avec son mari et Guy de Maupassant qui arrivent eux de Paris à 21 h.

---

[1] Maxime du Camp, *Souvenirs littéraires*, Paris : Hachette, 1892, p. 1.

[2] Je n'ai aucune information sur l'entourage quotidien de Flaubert à cette période. A-t-il d'autres domestiques à proximité ? Des voisins ? L'article de Lucien Andrieu, *Les domestiques de la famille Flaubert, Les Amis de Flaubert* – Année 1974 – Bulletin n° 44 – Page 5, n'apporte pas d'information sur cette période.

Les témoignages proches

On dispose des témoignages du docteur Tourneux, de Charles Lapierre, de Caroline Commanville et de Guy de Maupassant qui furent tous présents à Croisset le jour même de la mort de Flaubert. Ils rapportent sans doute le récit de la servante de Flaubert, Suzanne.

Le docteur Tourneux. Les informations disponibles sur le docteur Tourneux sont peu nombreuses. Selon René Dumesnil[1] qui a pu s'entretenir avec lui pour sa thèse de médecine vers 1903, il se serait installé en janvier 1878 à Croisset. Il aurait été auparavant interne d'Achille Flaubert et avait avec le Dr Fortin, également à Croisset, de très bonnes relations. C'est ainsi qu'il rencontra Flaubert. Par la suite, il aurait été médecin-chef de l'une des 4 divisions médicales de l'Hôtel-Dieu. L'*Almanach de Rouen*, précise qu'il se serait installé à Rouen en 1879 et qu'il exerçait Place de la pucelle.
Le témoignage du docteur J. Tourneux, n'est connu que par l'intermédiaire de René Dumesnil paru dans son ouvrage *Flaubert, son hérédité, son milieu, sa méthode*. Le docteur Tourneux, 20 ans environ après les faits, s'exprimait ainsi : « Le 8 mai, en l'absence de mon confrère Fortin, la cuisinière de Flaubert accourut chez moi vers 11 heures et demie du matin : « Dépêchez-vous de venir, me dit-elle, je ne sais pas ce qu'a Monsieur Gustave [...] ». À midi, j'arrive chez Flaubert. Je le trouve étendu sur une ottomane dans sa bibliothèque où ne règne aucun désordre [...]. Je l'examine : il a la figure vultueuse, congestionnée. Il est sans apparence de respiration ; son cœur présente encore quelques battements très faibles ; pas de bave ; pas de contracture. D'après l'entourage que j'interroge, on n'a rien entendu, aucun mouvement d'agitation pour faire supposer l'épilepsie et ce n'est qu'en entrant dans la chambre pour apporter son déjeuner, ainsi qu'elle le faisait chaque jour que la cuisinière s'est aperçue de l'état où se trouvait son maître [...].

[1] René Dumesnil, *Flaubert, son hérédité, son milieu, sa méthode,* Paris : Société française d'imprimerie et de librairie, 1906, p.106.

Au moment où j'entrais sa pipe encore chaude et toute pleine de tabac, était proche de lui, à portée de sa main, sur la cheminée. [...] Le cœur cessa de battre [...]. Mais j'insiste sur ce point, Flaubert n'eut aucun symptôme d'une attaque d'épilepsie, au contraire son athérome, son apparence apoplectique, tout me fait supposer qu'il a succombé à une hémorragie ventriculaire[1] »

Ce témoignage indirect, contraire aux règles strictes du secret professionnel, a été utilisé à de multiples reprises et considéré comme définitif. Dans le Bulletin des Amis de Flaubert, en 1956, M. Toutain-Revel, président des Amis de Flaubert évoque, un « certificat médical » établi par le docteur Tourneux faisant état d'une « hémorragie cérébrale (exactement ventriculaire)[2] ». L'article précise qu'elle fut la suite vraisemblable d'un « mal spécifique » contracté durant sa jeunesse ou en Orient, [c'est-à-dire d'un mal syphilitique]. On peut noter qu'un tel certificat médical précisant une cause de décès est peu vraisemblable dans le contexte médico-légal des années 1880[3]. La déclaration de décès faite par M. Commanville et un de ses amis à la mairie de Canteleu ne fait pas état d'une cause de décès[4]. Pour M. Toutain-Revel, le diagnostic du docteur Tourneux est « un fait acquis » qu'il paraît difficile de nier. »
Le docteur Galérant partage ce point de vue[5] : « L'opinion selon laquelle le décès était dû à une hémorragie cérébrale est la plus vraisemblable, et de loin, parce qu'elle émane du docteur Tourneux, praticien chevronné, arrivé presque immédiatement au chevet du mourant ».

---

[1] *Ibid.*, p. 107-108

[2] La maladie mortelle de Flaubert, *Bulletin des amis de Flaubert*, N° 8, 1956, p 51-55 (voir p. 54).

[3] Paul Brouardel, *Le secret médical*, Paris : J.-B. Baillière, 1887.

[4] Site Flaubert de l'Université de Rouen. Biographie. Acte de décès. Par ailleurs communication d'Yvan Leclerc : « J'ai demandé à Joël Dupressoir, responsable de la médiathèque de Canteleu et de la bibliothèque de Flaubert, de regarder dans les archives de la mairie s'il trouvait trace du certificat de décès établi par le Dr Tourneux [...]. Mais il n'a rien trouvé. »

[5] Germain Galérant, « *Quel diagnostic aurions-nous fait si nous avions soigné Flaubert* », Notes pour l'analyse de l'ouvrage du Dr Gallet, *Bulletin des amis de Flaubert*, 1962, n° 20, 6-10. (voir p. 6)

On s'interroge un peu sur un tel argument d'autorité. Jacques-Louis Douchin, dans sa *Vie érotique de Flaubert*, indique que selon une lettre que lui a adressé le docteur Galérant, « il n'était pas exclu de penser que l'athérosclérose qui provoqua l'ictus fatal devait beaucoup à la syphilis, mais il faut ajouter la sédentarité et le stress dû à la ruine de Commanville, sans compter l'obésité, le tabagisme, les gueuletons et les petits verres de calva[1]».

Charles Lapierre, directeur propriétaire du *Nouvelliste de Rouen*, fidèle ami de Gustave Flaubert arriva très vite à Croisset. C'est lui qui préviendra Caroline Commanville que son oncle avait eu une « apoplexie ». Lapierre fut l'organisateur des obsèques, fit imprimer le faire-part dans ses ateliers et fut le seul à dire quelques mots sur la tombe. On peut imaginer qu'avec l'aide du docteur Tourneux, il prit les premières dispositions. Organisa-t-il le moulage d'un « masque mortuaire » qui aurait été réalisé le jour de la mort ? Le corps de Flaubert fut-il transporté dans sa chambre ? Il était mort dans son cabinet de travail couché sur un divan et Maupassant le soir même le verra dans sa chambre : « nous l'avons trouvé étendu dans son lit » écrit-il à Tourgeneff (sic) deux semaines après la mort. Inversement, 10 ans plus tard : « J'ai vu, étendu sur un large divan, un grand mort »[2]. Des scellés furent-ils placés sur la porte du cabinet comme on l'affirmera[3] ? Après avoir prévenu Madame Commanville, il informe sans doute d'autres proches.
Le lendemain, Lapierre publia, dans son journal, un article nécrologique[4] : « Flaubert s'était livré dans les derniers temps à un travail, peut-être excessif, pour terminer le manuscrit de Bouvard et Pétuchet (sic) destiné à paraître l'hiver prochain. Il devait partir ce dimanche pour prendre, comme il le disait « l'air

---

[1] Jacques-Louis Douchin, *La vie érotique de Flaubert*, Paris, Carrere, J.J. Pauvert, 1984, p. 239. L'auteur fait également état d'une rumeur qui aurait été de notoriété publique à Croisset selon laquelle Flaubert aurait, le matin même, « offert ses hommages » à une jeune servante !
[2] *Journal de Rouen* du 24 novembre 1890.
[3] La maladie mortelle de Flaubert, *Bulletin des amis de Flaubert*, N° 8, 1956, p 51-55 (voir p. 54).
[4] *Nouvelliste de Rouen*, 9 mai 1880.

de Paris ». Mais le samedi matin, au sortir du bain, il fut pris d'un malaise inhabituel. On courut chercher le docteur Fortin avec lequel il avait passé la soirée précédente à relire Corneille. Absent, le docteur Tourneux se hâta d'accourir, mais ses efforts furent inutiles... »

En 1898, Charles Lapierre écrit dans une *Esquisse sur Flaubert intime*[1] : « Huit jours après ce dernier dîner de Saint-Polycarpe que j'ai raconté, on vint me prévenir qu'il était mort subitement. Il était midi. J'arrivai en hâte, profondément ému, dans ce vaste cabinet dont tous les objets semblaient faire partie de son existence. Il était étendu, les yeux clos, comme endormi, sur son divan qu'emplissait sa vaste stature. Au sortir du bain, frappé par une congestion, il n'avait pu que balbutier : " Je vois jaune ", et s'était affaissé. Le docteur Fortin était arrivé trop tard pour lui porter des secours probablement inutiles. C'était la mort qu'il avait rêvée, sans déchirements, sans agonie. »

Caroline Commanville

La nièce de Flaubert, Caroline Commanville, tant aimée mais selon A. Gergyai[2], un célèbre flaubertiste hongrois, « aussi peu digne probablement de sa confiance que de son estime », a été informée la première par Charles Lapierre. Elle est arrivée à Croisset avec son mari vers 21 h., venant de Paris. Elle a publié en 1886 un opuscule sur son oncle, *Souvenirs intimes*, où elle raconte, dans les dernières lignes, les circonstances de la mort de Flaubert[3] : « La mort le prit en pleine santé. […] Il se disposait à partir pour Paris où il venait me rejoindre. C'était la veille de son départ, il sortit du bain, monta dans son cabinet ; la cuisinière allait lui servir son déjeuner, quand elle s'entendit appeler. Elle accourut ; déjà ses poings crispés ne pouvaient ouvrir un flacon

---

[1] *Esquisse sur Flaubert intime d'après des documents laissés par Charles Lapierre, Directeur du Nouvelliste de Rouen.* Évreux, Charles Herissey, 1898, p. 61.

[2] A. Gergyai , « Flaubert », Paris : *Encyclopédie Universalis*, 1980, vol.7, p. 31-34 (voir p.31b).

[3] Caroline Commanville, *Souvenirs intimes*, Paris : Préface à l'édition de la correspondance de Flaubert, G. Charpentier, 1887 (sur le site Flaubert.uni-rouen /Biographie).

de sels qu'il tenait dans la main. Il articulait des paroles inintelligibles dans lesquelles cependant elle distingua : " Eylau... allez... chercher... avenue... je la connais." Une lettre de moi reçue le matin lui apprenait que Victor Hugo allait s'installer avenue d'Eylau ; c'était sans doute une réminiscence de cette nouvelle et aussi comme un appel de secours ; il songeait à son voisin et ami le docteur Fortin.
La dernière lueur de sa pensée a évoqué le grand poète qui avait tant fait vibrer sa nature.
Aussitôt il tomba sans connaissance. Quelques instants plus tard il ne respirait plus, l'apoplexie avait été foudroyante. »

Guy de Maupassant.
L'ami, le fils spirituel de Flaubert, a-t-on dit, est arrivé à Croisset avec le couple Commanville, donc le jour du décès vers 21 h. venant de Paris. Il avait été informé au début de l'après-midi par Caroline Commanville de « l'apoplexie » puis du décès. Il sera présent les jours suivants. Avec le docteur Fortin et le docteur Georges Pouchet, il ensevelira Flaubert le lundi 10 mai, 48 h. après le décès. Il a laissé plusieurs témoignages.

- Lettre de Maupassant à *Ivan Tourgueneff, 25 mai 1880*[1] : « Je suis encore dans l'accablement de ce malheur, et la chère grande figure me suit partout. Sa voix me hante, des phrases me reviennent, son affection disparue me semble avoir vidé le monde autour de moi. J'ai reçu le samedi 8 mai à 3 h. 1/2 une dépêche de Mme Commanville, ainsi conçue : " Flaubert frappé d'apoplexie. Sans espoir. Partons à 6 heures ". J'ai donc trouvé les Commanville à 6 heures à la gare mais en passant chez moi j'avais ouvert deux autres dépêches de Rouen m'annonçant la mort. Nous avons fait cet horrible voyage dans la nuit et enfoncés dans un chagrin noir et cruel. À Croisset, nous l'avons trouvé étendu dans son lit[2], peu changé, sinon que l'apoplexie avait gonflé le cou d'un sang noir. Nous avons alors appris les détails. Il se portait fort bien les

---

[1] Guy de Maupassant, Correspondance, édition établie par Jacques Suffel, Évreux, Le cercle du bibliophile, 1973. Lettre du 25 mai 1880 à Ivan Tourgueneff (maupassant free lettre 181).
[2] Flaubert était-il dans son lit ou dans son cabinet de travail ?

jours précédents, était heureux d'arriver à la fin de son roman, et il devait partir pour Paris le dimanche 9 mai. Il comptait s'y amuser, " ayant caché, disait-il, un magot dans un pot ". Et un magot pas gros gagné avec la littérature. Il avait très bien dîné le vendredi, passé la soirée à déclamer du Corneille avec son médecin et voisin M. Fortin, dormi jusqu'à huit heures le lendemain, pris un long bain, fait sa toilette et lu ses lettres. C'est alors qu'il appela sa bonne, se sentant un peu indisposé ; comme elle ne montait pas assez vite, il cria par la fenêtre d'aller chercher M. Fortin qui, justement, venait de partir par le bateau. Lorsque la bonne fut près de lui, elle le trouva debout, fort étourdi, mais sans aucune inquiétude. Il lui dit : " Je vais avoir, je crois, une espèce de syncope, c'est heureux que cela m'arrive aujourd'hui, ça aurait été bien embêtant demain dans le chemin de fer. " Il déboucha lui-même une bouteille d'eau de Cologne, s'en frotta les tempes, se coucha doucement sur un grand divan, murmura : " Rouen..., nous ne sommes pas loin de Rouen... Hellot..., je les connais les Hellot... ", se renversa tout noir, avec les mains crispées, la face gonflée de sang et foudroyé par la mort qu'il n'avait pas soupçonnée une seconde. Sa dernière phrase que les journaux ont interprétée par une pensée au père Hugo qui habite avenue d'Eylau, me paraît devoir indiscutablement être rétablie ainsi : "Allez à Rouen, nous ne sommes pas loin de Rouen, et ramenez le docteur Hellot, je les connais les Hellot[1] ".
J'ai passé trois jours près de lui, je l'ai enseveli avec Georges Pouchet et M. Fortin, et nous l'avons conduit le mardi matin au cimetière monumental, d'où l'on voit Croisset parfaitement, cette grande courbe de la Seine et sa maison qu'il aimait tant. »

- Article de Maupassant dans le journal *Le Gaulois* du 25 octobre 1881, en réponse à la publication par M. Du Camp de ses *Souvenirs littéraires* qui avaient révélé l'épilepsie de Flaubert : « Gustave Flaubert, on le sait donc aujourd'hui, était atteint d'un horrible mal, l'épilepsie, dont il est mort. »

[1] Les « Hélot » ont formé une famille chirurgicale de Rouen sur 4 générations de Jules (1814-1873) à Paul (1901-1964).

- Article de Maupassant dans le *Journal de Rouen* du 24 novembre 1890 : « Puis j'ai vu au dernier moment, étendu sur un large divan, un grand mort au cou gonflé, à la gorge rouge, terrifiant comme un colosse foudroyé. »

Les récits indirects

Les récits indirects sont nombreux, émanant de journalistes et d'amis qui n'étaient pas à Croisset et n'ont pas assisté aux obsèques. La presse quotidienne de Rouen a longuement rapporté l'événement sans apporter d'informations nouvelles sur les circonstances exactes et les causes du décès[1]. Ils sont parfois fantaisistes. Deux témoins indirects semblent pouvoir être retenus : Edmond de Goncourt et Émile Zola.

Edmond de Goncourt. Cet écrivain, ami de Flaubert, était arrivé à Rouen la veille de l'enterrement. Dans son journal du 11 mai, si on peut douter de son témoignage sur le cabinet de Flaubert dont les scellés auraient déjà été posés[2], il rapporte une confidence du Dr Georges Pouchet : « Ce matin, Pouchet m'entraîne dans une allée écartée, et me dit : « Il n'est pas mort d'un coup de sang, il est mort d'une attaque d'épilepsie… Dans sa jeunesse, oui, vous le savez, il avait eu des attaques… Le voyage d'Orient l'avait, pour ainsi dire, guéri… Il a été seize ans, sans plus en avoir… mais les ennuis des affaires de sa nièce lui en ont redonné… et samedi, il est mort d'une attaque d'épilepsie congestive… oui avec tous les symptômes, avec de l'écume à la bouche… Tenez, sa nièce désirait qu'on moulât sa main… on ne l'a pas pu… elle avait gardé une si terrible contracture[3]… Peut-

---

[1] André Dubuc, Les quotidiens rouennais et la mort de Flaubert, *Bulletin des amis de Flaubert*, Année 1962, Bulletin n° 20, p. 11-22.

[2] La maladie mortelle de Flaubert, *Bulletin des amis de Flaubert*, N° 8, 1956, p 51-55 (voir p. 54).

[3] Une contracture épileptique ne perdure pas en post-mortem ! Il s'agit donc d'une rigidité cadavérique qui apparaît dans les heures suivant le décès et disparaît après environ 24-48 heures. Un moulage de la face a été fait, le jour même de sa mort. Il est aujourd'hui au Musée Carnavalet. (Pierre Lambert, Le masque mortuaire de Flaubert, *Bulletin des amis de Flaubert*, 1960, n° 17, p.

être, si j'avais été là, en le faisant respirer une demi-heure, j'aurais pu le sauver… »

Dans son journal du 14 mai, il porte un jugement très négatif sur le couple Commanville : « Oh ! le triste et navrant enterrement qu'a eu mardi Flaubert - et ce qui va suivre... Le gendre-neveu, qui a ruiné Flaubert, n'est pas seulement un malhonnête homme commercialement parlant, mais un escroc, reprenant une pièce de vingt francs, qu'il avait été chargé par le mort de porter au serrurier - mais un voleur au jeu. Et la nièce, les petits boyaux de Flaubert, Maupassant dit qu'il ne peut se prononcer sur elle. Elle a été, est, et sera un instrument inconscient entre les mains de sa canaille de mari, qui a sur elle la puissance que les coquins ont sur les honnêtes femmes. »

Émile Zola. L'écrivain est arrivé, lui, le matin de l'enterrement. Il a rejoint le cortège. Il rapporte le triste enterrement et ce que Maupassant lui a confié. « Ce fut là que Maupassant me donna quelques détails sur les derniers moments de Flaubert. Il était accouru le soir même de la mort, il l'avait encore trouvé sur le divan de son cabinet, où l'apoplexie l'avait foudroyé. Flaubert vivait en garçon, servi simplement par une domestique. La veille, dans un besoin d'expansion, il avait dit à cette femme qu'il était bien content : son livre, Bouvard et Pécuchet, était terminé, et il devait partir le dimanche pour Paris. Le samedi matin, il prit un bain, puis remonta dans son cabinet où il ne tarda pas à éprouver un malaise. Comme il était sujet à des crises nerveuses, après lesquelles il tombait en syncope et restait écrasé de lourds sommeils, il crut à un accès, et ne s'effraya nullement. Seulement, il appela la domestique pour qu'elle courût chez le docteur Fortin, qui habitait le voisinage. Puis il se ravisa, il la retint près de lui, en lui ordonnant de parler ; dans ses crises, il avait le besoin d'entendre quelqu'un vivre à son

---

54-57). Une copie a été réalisée ; elle est exposée au Musée Flaubert et d'Histoire de la médecine à Rouen. Si la tentative de moulage des mains a été réalisée, en même temps que le moulage de la face, c'est-à-dire dans les heures suivant la mort, on comprend mal cette rigidité cadavérique des mains. Germain Galérant a exprimé le même point de vue (*Bulletin des amis de Flaubert*, 1962, n° 20, p. 6).

côté. Il n'était toujours pas inquiet, il causait, disant qu'il aurait été beaucoup plus ennuyé, si l'accès l'avait pris le lendemain, en chemin de fer ; il se plaignait de voir tout en jaune autour de lui, il s'étonnait d'avoir encore la force de déboucher un flacon d'éther[1], qu'il était allé prendre dans sa chambre. Puis, revenu dans son cabinet, il poussa un soupir et déclara qu'il se sentait mieux. Pourtant, les jambes comme cassées, il s'était assis sur le divan turc qui occupait un coin de la pièce. Et, tout d'un coup, sans une parole, il se renversa en arrière : il était mort. Certainement, il ne s'est pas vu mourir. Pendant plusieurs heures, on a cru à un état léthargique[2]. Mais le sang s'était porté au cou, l'apoplexie était là, en un collier noir, comme si elle l'avait étranglé. Belle mort, coup de massue enviable, et qui m'a fait souhaiter pour moi et pour tous ceux que j'aime cet anéantissement d'insecte écrasé sous un doigt géant. [3] »

De quoi est mort Gustave Flaubert ?

Si on écarte l'hypothèse d'un suicide qui fut évoquée à l'époque[4] ou celle d'une rupture d'un anévrysme syphilitique de l'aorte proposée dans les années 1930 sans autre argument que l'aspect du corps en post-mortem[5], deux hypothèses ont été retenues : une origine cérébro-vasculaire ; une origine épileptique qui ne sont d'ailleurs pas contradictoires *a priori*[6]

---

[1] Noter que ce flacon contient de l'eau de Cologne pour Maupassant, des sels pour Caroline Commanville, de l'éther pour Zola !

[2] La question du diagnostic de la mort était très présente au XIXe siècle : les enterrés vivants étaient légion ! L'arrêt du cœur suffit-il ? Comment l'affirmer ? (voir Philippe Hecketsweiler, *Histoire de la médecine*, op. cit. p. 703 et ss)

[3] Émile Zola, *Le figaro, Supplément littéraire du dimanche,* samedi 11 décembre 1880. (flaubert.univ-rouen.fr) : Études critiques parues au XIXe siècle).

[4] Gustave Flaubert et Léon Heuzy, *Bulletin des amis de Flaubert*, n°1, 1951, p. 22.

[5] Jean-Maurienne, *La Chronique médicale*, 1930, n° 11, p. 281-285.

[6] P. Lemoine, *in* La maladie mortelle de Flaubert, *Bulletin des amis de Flaubert*, N° 8, 1956, p 51-55 (voir p. 54-55).

Une cause cérébrovasculaire ? Flaubert présentait sans aucun doute de nombreux facteurs de risque vasculaire : surpoids, absence d'exercice, âge, tabac, etc. Il donnait le sentiment d'un homme prématurément vieilli[1]. Ce contexte, face à une perte de conscience, conduit immédiatement à envisager une origine cérébrovasculaire. Devant la rapidité d'évolution, le docteur Tourneux évoque une hémorragie ventriculaire qui est effectivement la forme la plus brutale de tous les accidents vasculaires cérébraux. On sait cependant qu'une hémorragie intracérébrale, même intraventriculaire n'entraîne généralement pas une mort immédiate, mais plutôt un coma avec manifestations neurologiques d'évolution variable et souvent une mort différée.
On pourrait également évoquer, comme le docteur Galérant, un infarctus du myocarde[2] ou un trouble aigu du rythme cardiaque. Mais l'aspect du cadavre, avec « la face gonflée de sang » et « le cou gonflé d'un sang noir », n'est pas en faveur de ce dernier diagnostic[3].

Une complication de l'épilepsie ? L'hypothèse d'une complication mortelle de l'épilepsie doit être sérieusement envisagée. C'est d'ailleurs l'interprétation de Maupassant en 1881 : « Gustave Flaubert, on le sait donc aujourd'hui, était atteint d'un horrible mal, l'épilepsie, dont il est mort[4] ». C'était aussi, selon le témoignage d'Edmond de Goncourt, l'avis du docteur Pouchet.
L'épilepsie de Flaubert avait été cachée durant toute sa vie. Zola, on l'a vu, parle de « crises nerveuses après lesquelles il tombait en syncope et restait écrasé de lourds sommeils ». On comprend que le silence ait été respecté après sa mort par ses proches qui ne pouvaient pas révéler ce qu'ils avaient toujours caché aux autres et un peu à eux-mêmes. Ceci est particulièrement vrai pour

[1] Pierre Gallet *Quel diagnostic aurions-nous fait si nous avions soigné Flaubert*, Thèse Paris, 21 décembre 1960 (voir p. 27).

[2] Germain Galérant, *Quel diagnostic aurions-nous fait si nous avions soigné Flaubert*, Notes pour l'analyse de l'ouvrage du Dr Gallet, Les amis de Flaubert, Bulletin, 1962, n° 20, 6-10. (voir p. 6)

[3] Voir ci-dessus le récit de Maupassant.

[4] Article paru peu après la révélation de l'épilepsie de Flaubert par Du Camp dans la *Revue des deux mondes*.

Caroline Commanville. Les mots du langage courant « apoplexie » ou « congestion » sont donc parfaitement adaptés à cette situation. Dans ses *Souvenirs intimes* de 1886, alors que le diagnostic d'épilepsie avait déjà été révélé cinq ans auparavant, elle évoque « une maladie dont il eut des accès à plusieurs reprises » [...et qui] jeta comme un voile sur toute sa vie ; c'était une crainte qui obscurcissait les plus beaux jours. »

Une crise d'épilepsie est parfois mortelle. On le savait depuis longtemps. Georget au début du XIXe siècle n'écrivait-il pas : « les morts subites ne sont pas très rares pendant les violentes attaques d'épilepsie » ? On semble l'avoir un temps oublié pour redécouvrir ce fait depuis une vingtaine d'années avec la description de la SUDEP (Sudden unexpected death in epilepsy) ou MSIE (Mort subite inattendue en épilepsie) qui fait l'objet aujourd'hui de travaux importants. Le risque de mort subite chez les épileptiques est beaucoup plus élevé que dans la population générale et une fraction importante des malades épileptiques mourrait de la SUDEP[1]. La mort subite survient généralement au décours immédiat d'une crise, plutôt chez des épileptiques jeunes dont la maladie n'est pas contrôlée. On implique des mécanismes cardiaques, respiratoires ou cérébro-électriques : des troubles du rythme cardiaque ; une détresse respiratoire par obstruction des voies aériennes ou surtout par un dysfonctionnement du centre nerveux de la respiration ; un obscur « arrêt électrique cérébral »[2]. Un réseau sentinelle a d'ailleurs été mis en place en France en 2010 pour suivre cette pathologie (Réseau-Sentinelle-Mortalité-Épilepsie).

Or, selon le témoignage très précis de Maupassant qui rapporte sans doute avec le plus d'exactitude le récit de la servante Suzanne, Gustave Flaubert a présenté immédiatement avant sa mort une crise d'épilepsie dont la description rejoint

---

[1] Nathalie Ayrivie, SUDEP : facteurs de risque et prévention, Actualités en épileptologie, *Epilepsies*, vol. 19, n° 2, 2007, p. 133-134..

[2] Philippe Ryvlin, « La SUDEP, mort soudaine inattendue dans l'épilepsie », *Recherches et perspectives, Fondation française pour la recherche sur l'épilepsie*, novembre 2009, n° 1, p. 3-4.

parfaitement celle qu'en avait donnée Maxime Du Camp, 35 ans auparavant.

- Il a senti venir la crise : « Je vais avoir, je crois, une espèce de syncope, c'est heureux que cela m'arrive aujourd'hui, ça aurait été bien embêtant demain dans le chemin de fer ».

- Il a eu une aura visuelle[1] : « il se plaignait de voir tout en jaune autour de lui ».

- Pour faire avorter la crise, conservant des automatismes gestuels, « il déboucha lui-même une bouteille d'eau de Cologne, s'en frotta les tempes ».

- Alors que les troubles de conscience s'installaient, pour éviter une chute, il « se coucha doucement sur un grand divan ».

- Il eut probablement des troubles du langage : « il murmura : « Rouen..., nous ne sommes pas loin de Rouen... Hellot..., je les connais les Hellot... »

- Puis sont apparus des signes moteurs toniques : il « se renversa tout noir, avec les mains crispées, la face gonflée de sang. »

La mort fut très rapide avec la face gonflée, le cou rouge pouvant évoquer une asphyxie : « grand mort au cou gonflé, à la gorge rouge. »

Devant la description du corps, on pense immédiatement à une asphyxie : « tout noir, avec les mains crispées, la face gonflée de sang[2] ». On peut évoquer une apnée obstructive : une inondation respiratoire liée à une régurgitation, un vomissement ou l'abondance de la sécrétion salivaire (écume) ; voire un obstacle en « avalant sa langue » ou une dent au cours du coma critique. On peut noter qu'il n'avait pas encore pris son déjeuner. On ignore aussi la position de Flaubert au cours de cette crise. Il était vraisemblablement couché sur le dos et n'a donc pas pu s'étouffer sur un oreiller.

[1] Ce point est indiqué dans le récit de Zola d'après Maupassant.

[2] C'est le récit de Maupassant (*cf* supra)

Flaubert, comme l'ont déjà envisagé des neurologues brésiliens[1], n'est probablement pas mort d'un accident vasculaire cérébral, comme l'affirmaient tous ses biographes, mais probablement d'une SUDEP, c'est-à-dire d'une complication rare de l'épilepsie où s'imbriquent des phénomènes neurologiques, cardiaques et respiratoires survenant au décours immédiat d'une crise d'épilepsie généralisée. La compréhension de la SUDEP a beaucoup avancé récemment : on a pu en effet, en mobilisant 160 unités spécialisées en épileptologie, regrouper les cas de 10 patients morts de la SUDEP durant l'enregistrement de leurs fonctions cardio-respiratoires, la majorité étant couchés sur le ventre : la mort semble consécutive à une dysfonction centrale des fonctions cardiaques et respiratoires[2].

Les connaissances médicales contemporaines devraient permettre un nouvel éclairage de la maladie nerveuse de Flaubert et de sa mort.

* *
*

[1] Marly de Albuquerque, Carla A; Scorza, Ricardo M Arida et al, The mistery of Gustave Flaubert death, Could sudden unexpected death in epilepsy be part of the contexte? *Arq Neuropsiquiatr* 2009;67(2-B):548-552.

[2] Philippe Ryvlin, Lina Nashef, Samden D. Lhatoo, et al., Incidence and mechanisms of cardiorespiratory arrests in epilepsy monitoring units (MORTEMUS) : a retrospective study, The Lancet neurology, vol 12, october 01, p. 966-977, 2013

Au terme de cette étude consacrée aux maladies de Flaubert, il est clair que l'épilepsie fut la maladie dominante. Il a eu, à partir de 22 ans, des crises épileptiques partielles complexes, parfois secondairement généralisées, évoquant une lésion occipito-temporale d'étiologie indéterminée. Dans une telle localisation, la crise épileptique comporte l'apparition d'images visuelles et d'hallucinations avant une éventuelle perte de conscience et des convulsions. La fréquence des crises, initialement très élevée, a beaucoup diminué après quelques années, sans disparaître complètement.

L'apparition de ces crises d'épilepsie a constitué une profonde rupture dans la vie de Flaubert. Son comportement social, son équilibre moral et mental en ont été profondément perturbés. « C'était une crainte qui obscurcissait les plus beaux jours » écrivit sa nièce. Même s'il est difficile de faire la part de la maladie, des troubles psychopathologiques qu'elle peut induire, des effets secondaires des médicaments, de la détérioration progressive de son état de santé..., ces divers phénomènes pathologiques ont certainement joué un grand rôle dans le travail littéraire de Gustave Flaubert et dans ses œuvres.

Flaubert n'est pas mort d'une hémorragie cérébrale comme l'ont affirmé longtemps ses biographes mais d'un trouble rare du rythme cérébral, respiratoire et cardiaque pouvant survenir au cours d'une crise d'épilepsie généralisée.

Excursus : Flaubert et Dostoïevski

En cette année 2021, on a célébré en France le 200e anniversaire de la Naissance de Flaubert (12/12/1821) et, en Russie, le 200e anniversaire de la Naissance de Dostoïevski (11/11/1821). Ces deux immenses écrivains sont morts à quelques mois d'intervalle, l'un en Normandie, à Croisset près de Rouen (fin 1880) ; l'autre en Russie à Saint-Pétersbourg (début 1881).

Au-delà des dates de vie et de mort, plusieurs éléments illustrent ces *Vies parallèles*.

1) Le père de Flaubert et celui de Dostoïevski étaient médecins. Ils ont surtout exercé dans un hôpital public : l'Hôtel-Dieu de Rouen et l'Hôpital Mariinski à Moscou. Ces hôpitaux étaient situés à la limite de la cité et s'ouvraient vers la ville par une belle façade. À gauche de l'entrée, à Moscou un bâtiment constituait le logement de fonction du Dr Mikhaïl Andréiévitch Dostoïevski. Il en était de même à Rouen pour le Dr Achille Cléophas Flaubert.

2) Nos deux écrivains sont nés dans ces logements de fonction de l'hôpital et y ont vécu longtemps : 16 ans pour Dostoïevski ; 25 ans pour Flaubert. Ils en furent naturellement imprégnés.

3) Ces logements de fonction ont été convertis en Musée : Musée Flaubert et d'histoire de la médecine à Rouen ; Musée-Appartement Dostoïevski à Moscou. Le président Poutine a visité ce musée le 11 novembre 2021 jour du 200e anniversaire de la naissance de Dostoïevski.

4) L'un et l'autre étaient atteints d'une épilepsie temporale : foyer gauche pour Flaubert avec aura visuelle, début en

1844 ; foyer droit pour Dostoïevski avec aura « mystique », début vers 1840 selon E.H Carr son biographe classique. Cette maladie, gardée secrète pour Flaubert, n'est pas évoquée dans ses romans ; inversement l'épilepsie de Dostoïevski était de notoriété publique ; il eut des crises beaucoup plus nombreuses ; plusieurs de ses personnages en étaient affectés comme le prince Mychkine (*L'idiot*) ou Smerdiakov (*Les frères Karamzov*).

5) L'un et l'autre renoncèrent assez vite à la vie professionnelle qui leur était destinée (officier du génie/magistrat) pour se consacrer à l'écriture. Leur premier grand succès date de 1846 (*Les pauvres gens*) et de 1857 (*Madame Bovary*).

6) Dostoievski et Flaubert eurent affaire avec la justice, Flaubert pour le caractère licencieux de Madame Bovary ; Dostoievski pour des raisons politiques qui lui valurent 10 années en Sibérie dont 4 au bagne, fers aux pieds, et 5 dans l'armée (1849-1858).

7) Flaubert était rentier et put vivre aisément jusqu'à ses dernières années de la fortune bâtie par son père. Il eut le loisir de peaufiner lentement ses œuvres. Dostoïevski lui n'a cessé de manquer d'argent l'obligeant à écrire rapidement et abondamment.

8) Dostoïevski et Flaubert se sont-ils rencontrés ou lus ? La réponse est clairement non pour Flaubert : la littérature russe était quasiment inconnue en Occident jusqu'à sa mort, malgré son amitié pour Tourgueniev. Inversement Dostoïevski connaissait *Madame Bovary* : dans *l'idiot* Nastasia Philippovna lit ce livre que Dostoïevski et sa femme ont acheté en 1867 à Baden-Baden (Voir Karen Haddad Wotling, Revue de littérature comparée, 2004)

9) Flaubert est mort à Croisset (Rouen) en 1880 au cours d'une crise d'épilepsie ; Dostoïevski quelques mois plus tard d'une hémoptysie massive. Les biographes ont parlé d'emphysème… Flaubert et Dostoïevski ont beaucoup fumé toute leur

vie. Si aux obsèques de Flaubert au Cimetière monumental de Rouen l'assistance était assez réduite, une foule immense était présente a l'inhumation de Dostoïevski dans le cimetière du monastère Alexandre Nevski à Saint-Pétersbourg. Il incarnait une forme mystique de nationalisme russe.

10) Flaubert est resté célibataire. Était-ce lié à son épilepsie ? C'est possible même si les biographes de Flaubert, à ma connaissance, n'abordent pas le sujet. N'oublions pas ce qu'écrivait en 1861 Legrand du Saulle, le grand spécialiste du sujet : « un épileptique ne peut pas se marier, sans qu'il y ait danger pour lui et danger pour sa descendance ». N'oublions pas son angoisse de paternité avec Louise Colet. Cette interdiction du mariage a prévalu pendant longtemps en Occident. Dostoïevski, lui, s'est marié deux fois et eut des enfants.

11) À la fois Dostoïevski et Flaubert furent l'objet d'une interprétation freudienne de leur maladie : dans *Dostoïevski et le parricide* de Freud et dans l' *Idiot de la famille* de Sartre. Avec nos connaissances actuelles, il est clair que l'un et l'autre s'égarent dans des interprétations absolument dépassées. Dans le même esprit, citons l'ouvrage d'une psychanalyste (M.T . Sutterman, PUF 1993) : *Dostoïevski et Flaubert.*

12) Si Flaubert fut un bourgeois conservateur inengagé, Dostoïevski fut une sorte de socialiste chrétien. Sa jeunesse à l'Hôpital des pauvres (Mariisky), ses années de bagne et d'exil en Sibérie ont sans doute conforté ses idées progressistes et charitables.

13) Malgré tout ce qui les rapproche, Flaubert et Dostoïevski ont une écriture bien différente. Certes l'un et l'autre participent au mouvement réaliste venu relayer le romantisme vers 1830, mais si le premier, fait de l'impersonnalité un dogme , le second, à l'inverse, écrit souvent à la première personne exprimant souvent ses préoccupations spirituelles.

Structures éditoriales du groupe L'Harmattan

L'Harmattan Italie
Via degli Artisti, 15
10124 Torino
harmattan.italia@gmail.com

L'Harmattan Hongrie
Kossuth l. u. 14-16.
1053 Budapest
harmattan@harmattan.hu

L'Harmattan Sénégal
10 VDN en face Mermoz
BP 45034 Dakar-Fann
senharmattan@gmail.com

L'Harmattan Cameroun
TSINGA/FECAFOOT
BP 11486 Yaoundé
inkoukam@gmail.com

L'Harmattan Burkina Faso
Achille Somé – tengnule@hotmail.fr

L'Harmattan Guinée
Almamya, rue KA 028 OKB Agency
BP 3470 Conakry
harmattanguinee@yahoo.fr

L'Harmattan RDC
185, avenue Nyangwe
Commune de Lingwala – Kinshasa
matangilamusadila@yahoo.fr

L'Harmattan Congo
67, boulevard Denis-Sassou-N'Guesso
BP 2874 Brazzaville
harmattan.congo@yahoo.fr

L'Harmattan Mali
ACI 2000 - Immeuble Mgr Jean Marie Cisse
Bureau 10
BP 145 Bamako-Mali
mali@harmattan.fr

L'Harmattan Togo
Djidjole – Lomé
Maison Amela
face EPP BATOME
ddamela@aol.com

L'Harmattan Côte d'Ivoire
Résidence Karl – Cité des Arts
Abidjan-Cocody
03 BP 1588 Abidjan
espace_harmattan.ci@hotmail.fr

Nos librairies en France

Librairie internationale
16, rue des Écoles
75005 Paris
librairie.internationale@harmattan.fr
01 40 46 79 11
www.librairieharmattan.com

Librairie des savoirs
21, rue des Écoles
75005 Paris
librairie.sh@harmattan.fr
01 46 34 13 71
www.librairieharmattansh.com

Librairie Le Lucernaire
53, rue Notre-Dame-des-Champs
75006 Paris
librairie@lucernaire.fr
01 42 22 67 13

www.ingramcontent.com/pod-product-compliance
Lightning Source LLC
LaVergne TN
LVHW021220061026
849535LV00008B/2836
9782343257341